审思斋幼幼论丛

儿科杂病证治

汪受传　曾智凤　著

笃行之　明辨之　慎思之　审问之　博学之

全国百佳图书出版单位
中国中医药出版社
·北京·

图书在版编目（CIP）数据

儿科杂病证治 / 汪受传，曾智凤著 . -- 北京：中
国中医药出版社，2024.7
（审思斋幼幼论丛）
ISBN 978-7-5132-8732-6

Ⅰ . ①儿… Ⅱ . ①汪… ②曾… Ⅲ . ①中医儿科学
Ⅳ . ① R272

中国国家版本馆 CIP 数据核字 (2024) 第 074288 号

中国中医药出版社出版
北京经济技术开发区科创十三街 31 号院二区 8 号楼
邮政编码　100176
传真　010－64405721
河北品睿印刷有限公司印刷
各地新华书店经销

开本 787×1092　1/16　印张 12.5　彩插 0.5　字数 212 千字
2024 年 7 月第 1 版　2024 年 7 月第 1 次印刷
书号　ISBN 978－7－5132－8732－6

定价　49.00 元
网址　www.cptcm.com

服 务 热 线　010-64405510
购 书 热 线　010-89535836
维 权 打 假　010-64405753

微信服务号　zgzyycbs
微商城网址　https://kdt.im/LIdUGr
官 方 微 博　http://e.weibo.com/cptcm
天猫旗舰店网址　https://zgzyycbs.tmall.com

如有印装质量问题请与本社出版部联系（010－64405510）

《审思斋幼幼论丛》简介

《中庸·第二十章》曰:"博学之,审问之,慎思之,明辨之,笃行之。"是故"幼幼论丛"以"审思斋"名之。

向古今中医前辈医家取经,向当代儿科同道求宝,以现代儿科临床问题为标的,谨慎思考,有得而后施。《中庸·第二十章》又云:"有弗问,问之弗知,弗措也;有弗思,思之弗得,弗措也……果能此道矣,虽愚必明,虽柔必强。"《审思斋幼幼论丛》集萃了汪受传教授及其弟子传承弘扬江育仁中医儿科学术流派,问道求是的心灵思考和实践历程。有跟师学习心得,有理论求新探索,有辨证论治思路,有方药应用体会,有以中医药处治当代儿科各类疾病的系统总结。五十载学术探求的成果,以 13 个分册集中奉献给中医儿科人,希望对推进中医儿科学术进一步发展产生积极的影响。

《审思斋幼幼论丛》是汪受传教授从医 50 年学术研究和临床实践的系统总结,丛书集中了汪受传教授博学、审问、慎思、明辨、笃行的学术成果。丛书共 13 个分册:《江育仁儿科学派》是汪受传教授对于业师江育仁教授学术建树的系统整理,《汪受传儿科求新》反映了汪受传教授儿科理论和实践探求的主要成就,《汪受传儿科医案》汇集了汪受传教授临证医案,《儿科古籍撷英》是寻求古训采撷精华的积淀,《儿科本草从新》《儿科成方切用》分别介绍了应用中药、古方于现代儿科临床的经验体会,《儿科肺病证治》《儿科脾病证治》《儿科心病证治》《儿科肝病证治》《儿科肾病证治》《儿科温病证治》《儿科杂病证治》则对于儿科各类常见疾病的病因病机、治法方药、防护康复以及临床心得作了全面的介绍。

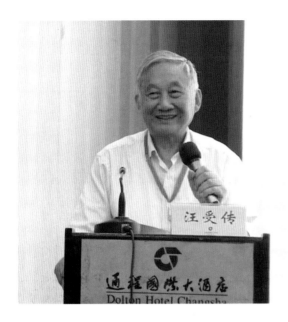

汪受传教授
（2020 年）

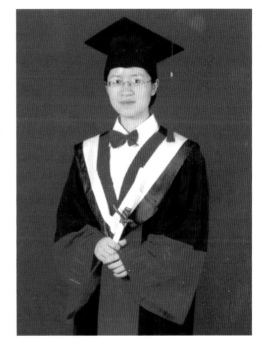

曾智凤博士
（2008 年）

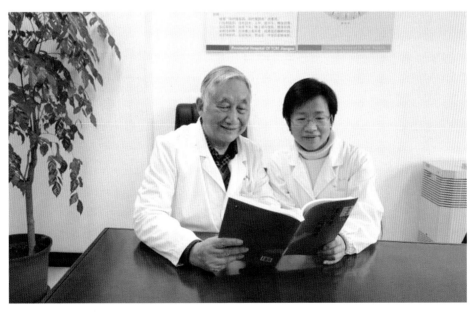

汪受传教授指导曾智凤副主任医师
（2022 年）

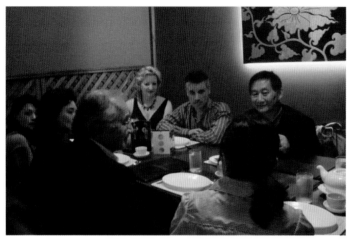

汪受传与"Pediatrics in Chinese
Medicine"澳大利亚编委在一起
（2009 年）

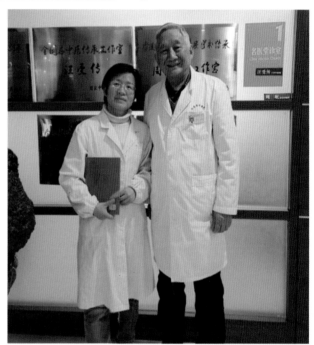

汪受传与曾智凤在
全国名中医传承工作室
（2020 年）

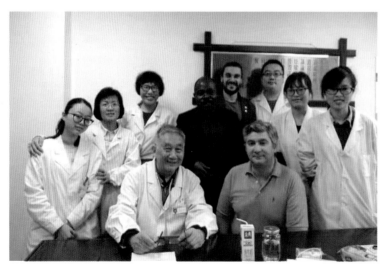

汪受传（前排左 1）、曾智
凤（后排左 2）与葡萄牙、
中国学生在一起
（2017 年）

自　序

余踏入岐黄之路已半个世纪。自 1964 年进入南京中医学院（现南京中医药大学），历经六年本科苦读、九载乡里摸爬，1979 年再回母校，先后以研究生、学术继承人身份两次跟师江育仁教授，方得步入儿科殿堂。

每思及历代先贤，之所以学有所成、造福社会，无不出于心系普罗众生。昔扁鹊入赵为带下医、入秦为小儿医，皆为黎民百姓之计；钱乙初辞翰林医学、再请免太医丞，盖为乡里小儿救厄。"老吾老，以及人之老；幼吾幼，以及人之幼。"（《孟子·梁惠王上》）视患者如家人，方成精诚之大医。

仲景六经论伤寒、脏腑论杂病，叶桂卫气营血辨温病传变、吴瑭三焦析温病证候，皆属留神医药、精究方术之得。吾师江育仁教授 21 世纪 30、40、50 年代潜心痧、痘、惊、疳，60、70 年代悉心肺炎、脑炎、泄泻、疳证，80 年代后又专心厌食、复感，是为应时顺势，尊古求新之典范。时代更易、儿科疾病谱不断变化，前辈医家如何发皇古义、融会新知、与时俱进，值得我辈效仿。

余 20 世纪 60 年代踏入医门，70 年代行医乡间，叠进大小、中西医院，无知无畏，已经独立处治流行性乙型脑炎、流行性脑脊髓膜炎、肝脓肿、麻疹肺炎合并心力衰竭等危重病症，深感前人留下的珍贵医学遗存，若是运用得当，确有回天再造之功。而且小儿虽为孱弱之躯，但脏气清灵，辨证施治得当，随拨随应绝非妄言。再经回校随大家深造，遂立志以弘扬仲阳学术为己任，应对临床新问题，博采各学科新技术，革故鼎新，献身幼科。

老子《道德经·第二十五章》云："人法地，地法天，天法道，道法自然。"一句"道法自然"揭示了"道"的最高境界，就是遵循"自然而然"的客观规律。上古几十万年的探索，5000 年的文明记录，载入了我们中华民族与疾病作斗争的历史成就。时至今日，虽然我们已经能够九天揽月、五洋捉鳖，但正确认识和处理危害人类健康的疾病仍然任重道远，儿科尤其如此。面对临床新情况、新问题，我们需要不断去探索其发生发展的规律，寻求治未病、治已病之道，这是我们中医儿科人的历史使命。

我们这一代中医儿科人，传承于20世纪中医儿科大家，有一定的中医理论与临床积累，又接受了现代相关学科的知识，经历了20世纪下半叶以来的社会变化、儿科疾病谱转变，刻苦求索，形成了承前启后的学术积淀。希望本套丛书作为我和我的门生在学术道路上"博学之，审问之，慎思之，明辨之，笃行之"（《中庸·第二十章》）的真实记录，留下一代中医儿科人问道求是的历史篇章。其是非曲直、璧玉瑕疵，恳请同道惠鉴。

南京中医药大学附属医院

汪受传

戊戌仲秋于金陵审思斋

前　言

　　"杂病"一般指特定专科之主病以外、不便归类的疾病。本套《审思斋幼幼论丛》小儿肺系、脾系、心系、肝系、肾系、温病的常见病种在百种以上，为了弥补不足，特再撰《儿科杂病证治》，将以上各分册中未能列入且临床常见的部分病种列入其中再作阐述。

　　《儿科杂病证治》主要包括了部分初生儿疾病（胎怯、胎黄、硬肿症）、肠道虫病（蛔虫病、蛲虫病）、皮肤病（湿疹、荨麻疹）、血证（过敏性紫癜、免疫性血小板减少症），以及一些难以归类的疾病（疰夏、夏季热、消渴、维生素D缺乏性佝偻病、瘰疬）。本书每章陈述了疾病的概念、病因病机、临床诊断、常用辨证分型与治疗方药、其他疗法、防护康复，介绍了该病临床处治的基本思路和方法，然后在"审思心得"部分针对这些疾病集萃了我们研习古代医籍采撷的精华，临床辨证论治、处方用药的心得体会，并提出了认识和处理本病的注意点。希望通过本书，留下我们应用中医学思维方法去诊治这些杂病的实录。

　　《儿科杂病证治》所论病种各有其发病特点。初生儿疾病多与先天禀赋有关，自古称之为"胎疾"，胎儿期保健的推广应用降低了部分疾病的发病率，但一旦生后发现异常，则引起家庭的严重不安，且不少先天性疾病到目前为止尚处于诊断方法不断进步、治疗则鲜有良法的困窘境地。肠道虫病常见于小儿，古籍多有论述，虽然随着卫生条件改善，发病率显著下降，但仍然不容忽视。皮肤病儿科常见，病因复杂，由感受邪毒所致者减少，但因特禀质伏风内潜、外因引发而发生的肤疾不降反增，成为儿科发病率越来越高的"风病"之一。血证成人、儿童皆有，但近年来儿科所见者以紫癜为多，儿童过敏性紫癜、免疫性血小板减少症有逐渐增多的趋势。至于疰夏、夏季热，是夏季特有的疾病，现代人工气温调节措施的应用，发病已渐见减少，这类疾病虽然一般不重但却治疗困难，中医学积累有不少可贵的经验有必要保留和应用。维生素D缺乏性佝偻病因现代儿童普遍多窝于家庭中、教室内，日光下活动时间少，因而不仅是婴幼儿，包括学龄儿童，发病率有上升趋势，孙思邈所论"宜时见风日"在现代更有值得大力宣传的必要。消渴、癥瘕是疑难重症，其确切的发病机制不少尚未能阐明，首先应当做必要的检查以明确疾病诊断，然后才能按其性质处理。

儿科杂病病情轻重相差悬殊，治疗难易差别很大。有的改善环境便可能获得痊愈，如疰夏、夏季热做好防暑降温，维生素D缺乏性佝偻病多晒太阳，均可以不药而愈。蛔虫病、蛲虫病等肠道虫病关键在于做好饮食卫生，防止病从口入，已病轻症也可以在此同时使用中药单方、外治治疗获愈。胎怯、胎黄、硬肿症等初生儿疾病强调孕妇做好养胎护胎，降低发病率，一旦已经出生发病，中医药治疗在不少情况下也有相当特色，但因现代中医儿科介入新生儿疾病治疗减少，需要大力推广应用。湿疹、荨麻疹等过敏性皮肤病，中医药内治、外治结合治疗有相对疗效较好而副作用小的优势，值得推广应用。近年来，中医药治疗儿童过敏性紫癜、免疫性血小板减少症在继承前人经验、精准细化治疗方案方面取得了不少成绩，使疗效不断提高。儿童消渴多为1型糖尿病，需要长期使用胰岛素治疗，但同时使用中药也有改善症状的作用。癥瘕包含一类腹部包块的疾病，有良性、恶性之分，瘕聚如属食滞可以消积导滞、虫瘕可以杀虫驱虫，但若是肠结不解即完全性肠梗阻者则需要及时手术治疗；炎症后包块治以解毒活血消肿，能取得较好的疗效；至于癥结，不论是肝硬化或是肿瘤，均属难治性疾病，虽然笔者曾有过神经母细胞瘤中药治愈的案例，但从医疗安全计，终究不可小视，需谨慎处之。

儿科杂病，涵盖种类甚多，中医药在不少疾病的治未病、治已病中都是大有可为的。我们一代代中医儿科传人，有责任加强对这些疾病的研究，传承前辈医家经验，利用现代条件，发挥中医特色，扩大中医优势，将中医药防治儿科杂病的能力和水平不断提高！

汪受传　曾智凤
辛丑季冬于金陵

目　录

杂病证治概要

杂病又名杂症。《说文解字》释义："杂，五彩相会。"可引申为多种事物混合、掺揉不一。中医学杂病有广义和狭义之分：广义杂病是泛指外感病以外的各类疾病；狭义杂病则是指特定专科之主病以外、不便归类的疾病。《儿科杂病证治》所论杂病则为狭义的儿科杂病，涵盖了除小儿肺系、脾系、心系、肝系、肾系、温病主要病种之外的其他常见疾病。儿科杂病在临床并不少见，且其中不少临床应从特种视角去认识和处理，因而也常被称为疑难杂症。

1. 古籍述要

"杂病"一词最早见于《灵枢·杂病》，此篇主要论述了喉痹、大小便不利、膝痛、疟疾、齿痛、耳聋、衄血、腰痛、心痛、腹痛、痿厥等多种杂病的针刺治疗方法。其后，"杂病"一词在历代医籍中多有应用。东汉张仲景《伤寒杂病论》中所论"杂病"是广义杂病，泛指有别于外感伤寒的各类疾病。隋唐时期以后，诸家将各类证候复杂、不便归类的疾病皆称为杂病，即"杂病"与"杂证"通用，有大量著作以此为书名或篇章之名。如隋代巢元方的《诸病源候论·小儿杂病诸候》，宋代钱乙的《小儿药证直诀·杂病证》，金代李东垣《杂病方论》，明代王肯堂的《证治准绳·杂病》、张介宾的《景岳全书·杂证谟》、霍应兆的《杂证全书》、彭浩的《杂病正传》，以及清代吴谦等的《医宗金鉴·幼科杂病心法要诀》、徐大椿的《杂病源》、沈金鳌的《杂病源流犀烛》、冯兆章的《杂证痘疹药性合参》等。

《金匮要略》被历代医家公认为最早论治杂病的著作。张仲景提出采用脏腑经络辨证方法来认识杂病发生、发展及变化规律，奠定了内伤杂病的辨证基础。疾病证候的产生，主要是人体功能失调、脏腑经络病理变化的反应。内伤杂病起因较为复杂，依据所伤之脏腑经络的具体病理变化来认识杂病，符合临床实际。张仲景在书中采用病脉证并治的体例格式，授人以病与证相结合的辨证方法，建立了以病为纲、病证结合、以证列方的杂病辨证治疗体系。其中有不少可用于儿科杂病治疗的记载，例如:《金匮要略·消渴小便利淋病脉症并治》说："男子消渴，小便反多，以饮一斗，小便一斗，肾气丸主之。"《金匮要略·趺蹶手指臂肿转筋阴狐疝蚘虫病脉症治》说："蚘厥者，乌梅丸主之。"《金匮要略·黄疸病脉症并治》中的茵陈蒿汤证、栀子大黄汤证、茵陈五苓散证等，皆为儿科常用。

巢元方的《诸病源候论·小儿杂病诸候》论述了多种小儿杂病的病因病机和证候。例如：论"胎疸候"说："小儿在胎，其母脏气有热，熏蒸于胎，至生下小儿，体皆黄，谓之胎疸也。"论"寸白虫候"说："寸白者，九虫内之一虫也。长一寸而色白，形小褊。因腑脏虚弱而能发动。或云饮白酒，一云以桑树枝贯串牛肉炙并食生栗所作，或云食生鱼后即食乳酪亦令生之。其发动则损人精气。"论"癥瘕癖积候"说："其状按之不动，有形段者，癥也；推之浮移者，瘕也；其弦结牢强，或在左、或在右，癖也。皆由冷气、痰水、食饮结聚所成。"皆启迪了后世对于这些疾病的认识。

孙思邈在《备急千金要方》中采用了以脏腑论杂病的方法。其卷十一至卷二十分别以五脏五腑命名，每卷均先陈述脏腑的生理、病理及常见病证，继而列出各脏腑的虚实寒热病证以及治疗主方。在《备急千金要方·少小婴孺方·小儿杂病第九》中又专门论述了小儿脐疮、重舌、舌强、鹅口、口疮、中风、蛔虫、寸白虫、误吞针等多种杂病的治疗方法。如"治小儿误吞针方：取磁石如枣核大，吞之及含之，其针立出。"可谓构思精巧。《千金翼方》卷十九专设"杂疗"篇，总结了治疗杂病所用药物。其中有关儿科的有蛔虫病、小儿热疮、身头热烦、疥湿等杂病的治疗药物。

《小儿药证直诀·杂病证》记载了钱乙对于儿科多种杂病的诊疗体会。如：疾病先兆诊断"目赤兼青者，欲发搐。"病名命名诊断"胎怯：面黄，目黑睛少、白睛多者，多哭。"疾病鉴别诊断"心痛吐水者，虫痛；心痛不吐水者，冷心痛；吐水不心痛者，胃冷。"疾病预后判断"长大不行，行则脚细；齿久不生，生则不固；发久不生，生则不黑。"疾病治疗要领"热证疏利或解化后，无虚证勿温补，热必随生。"皆属经验之谈。

吴谦等的《医宗金鉴·幼科杂病心法要诀》"初生门"详述了初生护养方法，如拭口，下胎毒法（甘草法，黄连法，朱蜜法，豆豉法），断脐（"脐带剪下即用烙，男女六寸始合宜，烙脐灸法防风袭，胡粉封脐为避湿。"）等，都是有价值的记载。

更论述了不啼、不乳、目烂、胎黄、胎赤等30种初生儿疾病的症状、病机及治法，如"肛门内合：有因热毒肛门结，或是内合无隙通，清毒宜服黑白散，脂瞒管通导法精。"对于"肛门内合"的热毒、闭锁不同病因提出了药治、手术的不同方法。

明清医学著作中还有大量关于小儿杂病辨证、治法的记载。诸如王銮《幼科类萃·杂证门》用白石脂末为"安脐散，治脐中汁出或赤肿。"王清任《医林改错·通窍活血汤所治之症目》用通窍活血汤治疗"紫癜风，血瘀于皮里。"沈金鳌《幼科释谜·诸病应用方》用使君子丸（使君子肉，槟榔，榴根皮，大黄）"治腹内诸虫作痛，口吐清水。"等。均为现代治疗小儿脐湿、过敏性紫癜、蛔虫病等提供了有效方剂。

2. 审思心悟

小儿杂病指除明确归类于五脏系统及温病之外的各种儿科疾病，其所属病种甚多，病原不一，疾病临床表现多样，因而，对于杂病的辨证论治不可一概而论。清代吴瑭撰《温病条辨·解儿难》说："古称难治者，莫如小儿，名之曰哑科，以其疾痛烦苦不能自达；且其脏腑薄，藩篱疏，易于传变；肌肤嫩，神气怯，易于感触；其用药也，稍呆则滞，稍重则伤，稍不对证，则莫知其乡，捉风捕影，转救转剧，转去转远……然不精于方脉妇科，透彻生化之源者，断不能作儿科也。"吴氏道出儿科之难，在于其问诊难施、脏腑薄弱、神气不足、易于患病、既病易变、用药易伤等诸多特点，所以，要做一个好的儿科医生，不仅要透彻掌握生命起源、发生、成长的客观规律，明了儿童的生理、病因、病机、诊断、辨证、用药特点，而且需要具备内科、妇科、外科、皮肤科、五官科等相关专科的广博知识。特别是儿科杂病病种繁多、病情各异，对这些疾病的认识和处理尤其需要有这样的综合素质和临床能力。

初生儿疾病是儿科一大类疾病，古代医籍有许多论述。归纳起来，对于这类疾病的病因，首先归咎于先天因素，也与初生护养有关。如《圣济总录·卷第一百六十七 小儿门》说："盖未生之初，禀受本于父母，既生之后，断脐、洗浴、择乳、襁褓皆有常法，谨守其法，无所违误。犹或胎气禀受有强弱，骨骼所具有成亏，而寿数之修短系焉。"我国自古以来总结的择偶婚配、胎养胎教方法就是减少先天致病因素的有效经验，母婴同室、早期开乳、初生养护的各项要求则是避免初生期间病因的重要措施。所以，在预防初生儿疾病方面，中华民族几千万年来形成的"预养、胎养、蓐养"思想与具体方法至今仍然值得认真总结，宣传推广。

胎怯是初生儿的常见疾病之一，多发生于早产儿，也有足月小样儿。其病因总是先天禀赋不足，因而形成了五脏俱虚、重在肾脾的病机，提出以补益肾脾为主的治法。肾精薄弱证偏重肾虚，以体短形瘦等证为主，治以补肾益精温阳，以补肾地黄丸为主方，常用熟地黄、枸杞子、杜仲、紫河车等益肾充髓，肉苁蓉、巴戟天、补骨脂、制附子温壮肾阳，茯苓、山药、砂仁、麦芽等健脾助运。脾肾两虚证偏重脾虚，以形体瘦弱等证为主，治以健脾助运温阳，以保元汤为主方，常用炙黄芪、人参、白术、茯苓等补益脾胃，干姜、肉桂、陈皮、谷芽、麦芽等温阳助运。硬肿症由于先天禀赋元阳不足，加之外为寒淫所伤，因而初生后不久则皮肤硬肿。其偏阳气虚衰者治以温阳益气活血，药用参附汤加味；偏寒凝血涩者治以温经散寒活血，药用当归四逆汤加减。胎黄病因以先天禀受湿毒为主，有湿热与寒湿之别，湿热证属阳黄，治当清热利湿退黄，药用茵陈蒿汤加减；寒湿证属阴黄，治当温中化湿退黄，药用茵陈理中汤加减；迁延而成瘀黄者，治当行气化瘀消积，药用血府逐瘀汤加减。以这三种疾病为例，如能准确辨证治疗初生儿疾病，中医药是有特色和一定优势的。

肠道虫病曾是儿科常见病，1995年中国预防医学科学院寄生虫病研究所等开展的全国调查报告，当时3.1亿儿童中蛔虫、蛲虫、钩虫感染人数分别为1.9亿、0.8亿、0.4亿。朱慧慧等报道2019年全国31省414个土源性线虫病国家监测点人群蛔虫感染率为0.36%。可见在过去的几十年中，肠道寄生虫感染率显著下降。笔者20世纪70年代在农村卫生院工作时蛔厥、虫瘕是儿科常见急症，按照《金匮要略》乌梅丸酸、苦、辛并用，寒温兼施的立方旨意，取乌梅、蜀椒、黄连、白芍为基本方，加上槟榔、苦楝皮、大黄、玄明粉，创立了安蛔、杀虫、驱虫并用的乌梅承气汤，加减应用于蛔厥、虫瘕，提高了安蛔、止痛以至驱虫的疗效。近20多年来，肠道蛔虫病已经大为减少，但在相当长时间内还难以消灭，在目前常用驱虫西药疗效不佳的情况下，中药驱虫的优势值得发掘应用。笔者经验，使君子仁文火炒黄嚼服、苦楝皮单方只要应用得法，都可以取得良好的驱虫效果。至于蛲虫病，只要注意个人卫生，把好病从口入关，便可以不药而愈，若加上百部煎汤灌肠或肛门外用药膏等外治法则能够更快取效。

湿疹、荨麻疹等皮肤过敏性疾病，可以归属于风病范畴。笔者提出，这类疾病的病因都与伏风内潜、外来虚邪贼风引发有关，因此皆可以消风法为主治疗。若分而论之，其证候常见为以下几类。风热相搏证，症见皮疹色红，焮热作痒，或伴有恶风发热，口渴心烦，舌质红，苔薄黄，治以疏风清热、消风止痒，取银翘散合消风散加减，药选金银花、连翘、薄荷、防风、浮萍、蝉蜕、淡竹叶、地肤子、蒺藜、紫草、牡丹皮、大青叶等。风湿热毒证，症见皮肤红斑、丘疹、疱疹、糜烂、黄水淋漓，瘙痒剧烈，舌质红，苔黄腻，治以消风化湿、清热解毒，取萆薢胜湿汤合五味消毒饮加减，药选萆薢、薏苡仁、黄芩、黄柏、野菊花、蒲公英、金银花、苍术、苦参、白鲜皮、牡丹皮、通草等。血虚风燥证，症见皮疹反复发作，结痂脱屑，瘙痒不止，皮肤干燥，肌肤失荣，舌质红干，苔少乏津，治以养血润燥、消风止痒，取养血定风汤加减，药选当归、川芎、生地黄、赤芍、麦冬、牡丹皮、五味子、地龙、蝉蜕、蒺藜、地肤子、乌梢蛇等。湿疹还常用同时使用外洗方，药选苦参、黄柏、黄连、大黄、浮萍、地肤子、白鲜皮、土茯苓、马齿苋、败酱草等。

疰夏、夏季热是夏季特有的疾病，多发生于年幼体弱的儿童，其发病与小儿正气不足，不能耐受夏季炎热的气候有关。患病儿童多为脾气亏虚之体，故治疗通常采用健脾益气之法，并清暑化湿之药，有两个清暑益气汤皆为常用。王士雄《温热经纬》清暑益气汤组成为西洋参、石斛、麦冬、黄连、竹叶、荷梗、知母、甘草、粳米、西瓜翠衣，具有清暑益气、养阴生津之功效，主治暑热气津两伤证，身热多汗、口渴心烦、小便短赤、体倦少气、精神不振、脉虚数。李东垣《脾胃论》清暑益气汤组成为黄芪、苍术、升麻、人参、焦六神曲、陈皮、白术、麦冬、当归身、炙甘草、青皮、黄柏，具有清暑益气、除湿健脾之功效，主治平素气虚、又受暑湿，身热头痛、口渴自汗、四肢困倦、不思饮食、胸满身重、大便溏薄、小便短赤、舌苔腻、脉虚者。对比两方，均有清暑益气的作用，而《温热经纬》之清暑益气汤于清暑益气之外，重在养阴生津，用西洋参、石斛、麦冬等，宜于暑热伤津耗气之证；《脾胃论》之清暑益气汤清暑生津之力稍逊，重在健脾燥湿，用黄芪、苍术、人参等，宜于元气虚而伤于暑湿之证。实际应用于疰夏、夏季热，可在依据患儿脾气亏虚、气阴两虚，以及暑湿、津伤轻重之间，选用两方中之药物配伍组合使用。此外，徐小圃氏提出对于肾阳亏于下、心火炎于上之夏季热患者采用温下清上、潜浮越之阳的温下清上汤加减，值得我们细心体会和学习应用。

过敏性紫癜、免疫性血小板减少症均属于血症范畴，以皮肤紫癜为主要临床表现。出血疾病治疗"需止血而不仅在于止血"，重要的是寻求出血的病因而治病求本。这两种血症虽然在西医学概念完全不同，但在中医学辨证论治方面却有相似之处。常见四证论治方法如下：风热伤络证，症见发热，微恶风寒，咽红，皮肤紫癜布发、四肢较多，舌质红，苔薄黄，治以祛风清热、凉血安络，取银翘散加减，药选金银花、连翘、牛蒡子、薄荷、板蓝根、赤芍、紫草、生地黄、牡丹皮、仙鹤草、羊蹄、藕节等。血热妄行证，症见皮肤瘀斑密集、甚则融合成片、色泽红紫，发热面赤，咽干喜冷饮，常伴鼻衄、齿衄，小便短赤，舌质红，苔黄燥，治以清热解毒、凉血消斑，取犀角地黄汤加味，药选水牛角、生地黄、牡丹皮、赤芍、紫草、玄参、黄芩、栀子、板蓝根、羊蹄、仙鹤草、甘草等。阴虚内热证，症见皮肤紫癜时发时止，紫癜色暗红，可伴见咽红咽干，颧红，低热，盗汗，心烦少寐，舌红少津，治以滋阴清热、凉血止血，取大补阴丸加减，药选熟地黄，生地黄、山茱萸、山药、牡丹皮、知母、黄柏、龟甲、鳖甲、墨旱莲、女贞子、紫草等。气不摄血证，症见病程较长，紫癜反复出现，斑色淡紫，面色少华，神疲乏力，食少纳呆，唇舌淡红，舌苔薄白，治以健脾益气、养血摄血，取归脾汤加减，药选黄芪、当归、人参（或党参）、白术、茯苓、白芍、生地黄、酸枣仁、龙眼肉、木香、甘草、大枣等。此外，免疫性血小板减少症若是发展至脾肾阳虚证，应于补肾益阴之外加制附子、肉桂、鹿角胶等温补肾阳；过敏性紫癜若是初起为湿热痹阻证需用清热化湿通络法治疗，紫癜性肾炎者必须以治疗肾脏损害为主。

另外，本书还论述了3种比较特殊的疾病，维生素D缺乏性佝偻病、消渴、癥瘕，其共同的特点是在不少情况下需要中西医结合治疗。维生素D缺乏性佝偻病的预防、治疗和康复首先强调要多晒太阳，西医治疗以补充维生素D、钙为主，中医则强调整体调整，治疗重在调补脾肾，同时配伍宁心安神、平肝潜阳、调和营卫等治法。消渴在儿童多为1型糖尿病，需要用胰岛素替代治疗，中医传统从上消、中消、下消认识，但不能截然划分，还是从虚在气、阴、阳，实在燥、热、瘀辨证，分证燥热伤津、气阴两虚、肾阴亏虚、阴阳两虚、瘀血阻络为妥，详见"消渴"章。癥痕泛指腹部肿块，实际包括了腹部（良性、恶性）肿瘤、肝脾肿大、肠梗阻及脓肿、血肿、息肉等多种疾病，应当辨病、辨证结合治疗，治法分别采用消积、导滞、通下、消痈、散结、化痰、活血、消癥等，同时需掌握手术指征，不能失去必要的手术时机。

3. 研究进展

儿科杂病中的一些病种在现代有较多的研究，在前辈医家经验总结的基础上，应用现代研究方法，进行临床和实验研究，对于中医药的适应病证、疗效以及作用机理等有多方面的研究，并有多个病种形成了临床诊疗指南，推进了中医药对于这些疾病认识的深化和临床治疗方法的推广应用。

胎怯在《小儿药证直诀》等多个古籍中有记载，但近现代研究不多。20世纪90年代初笔者认为本病因先天禀赋不足而发生，中医药补先天、调后天应当有较好的疗效。笔者团队申报课题"助长口服液治疗低出生体重儿的临床及实验研究"立项，联合南京中医药大学附属医院、南京市第一医院、扬州市妇幼保健院开展研究。以出生体重小于2500g作为胎怯诊断的主要量化指标，做了正常儿、胎怯儿各100例新生儿的调查，通过临床观察分析提出了胎怯的五脏辨证标准，统计各证候的发生率：肾虚证100%、脾虚证100%、肺虚证62%、心虚证14%、肝虚证22%，证实胎怯患儿全部具有肾脾两虚的证候。由此提出了补肾培元、健脾助运的治疗原则，拟定处方：鹿角片、肉苁蓉、紫河车、人参、砂仁、麦芽，制成助长口服液。临床系统治疗观察了助长口服液口服治疗胎怯儿100例、同期未治疗50例胎怯儿作对照组，两组采用同样的护理喂养措施。初生入组时两组体重、身长、头围、胸围、上臂围无显著差异（$P > 0.05$）。治疗1月后，1月、2月、3月时以上各项主要生长发育指标试验组均显著高于对照组（$P < 0.05$）；试验组的患病率和死亡率则均显著低于对照组（$P < 0.05$）。做了两组患儿2岁7个月至4岁9个月时的随访，试验组体重水平仍显著高于对照组（$P < 0.05$），其增长速度显著高于同年龄正常儿童水平。检测胎怯患儿血清T_3值低于正常值，经助长口服液治疗后血清值T_3升高、显著高于对照组（$P < 0.05$）。动物实验研究以低出生体重豚鼠为胎怯模型，和正常出生体重豚鼠做对照，低体重组血清胃泌素、生长激素、皮质醇水平均低于正常体重组，ACTH水平则高于正常体重组。用助长口服液治疗后，低体重豚鼠给药组不仅体重增

长加快，其血清胃泌素、生长激素、皮质醇水平亦显著提高，较低体重豚鼠不用药对照组有显著性差异（$P < 0.05$）。ACTH 则低体重豚鼠给药组显著下降，而低体重豚鼠不用药对照组略有上升。研究结果显示：应用中医药调补先后天，对于促进胎怯患儿的后天生长发育、降低发病率和死亡率，均具有显著的疗效；疗效机理也可从调整患儿紊乱的相关内分泌激素水平得到初步阐明。由王文革等按本团队研制的循证性中医临床诊疗指南编制技术方法研制，《ZYYXH/T283-2012 中医儿科常见病诊疗指南·胎怯》已于 2012 年 7 月作为中华中医药学会团体标准发布、实施。

胎黄病在现代也有不少研究。北京儿童医院杨燕团队对本病证候学有系列研究，她们对 161 例婴儿肝炎综合征患儿的临床症状进行聚类分析，发现身黄、目黄、食欲不振、腹膨隆、腹壁青筋暴露、肝脏质地、舌质、大便颜色等症状可作为胎黄的主要辨证指标，这些指标在胎黄不同证候中的权重是不同的，说明了胎黄的证候分类存在严格的数学逻辑；临床研究还发现，不同证候婴儿巨细胞病毒（CMV）肝炎同一治疗方案（中药组或西药组）的疗效比较存在统计学差异，说明了 CMV 肝炎婴儿证候分类存在各自的生物学特性，这种生物学特性在一定程度上影响了临床疗效。另从尿液代谢组学层面探讨 HCMV 肝炎新生儿的证候实质，收集湿热内蕴证、脾虚湿困证、气滞血瘀证及正常对照组患儿尿液样本，采用超高效液相色谱－质谱联用技术进行代谢组学检测，结果各证型组在丙氨酸氨基转移酶、门冬氨酸氨基转移酶、总胆红素、结合胆红素、总胆汁酸、谷氨酰转肽酶、碱性磷酸酶、乳酸脱氢酶及凝血酶原时间水平有显著差异，各证型组在正交偏最小二乘法－判别分析图上区分明显，各证型组均涉及氨基酸代谢紊乱、均有特征性生物标志物。表明 HCMV 肝炎湿热内蕴证、脾虚湿困证及气滞血瘀证在生化指标和尿液代谢物水平均存在显著差异，不同中医证候确有其生物学基础。她们还探讨了清肝化瘀方（青黛、紫草、紫花地丁、薏苡仁、败酱草、土茯苓、贯众、马齿苋、生铁落、白花蛇舌草、丹参、泽兰）对 HCMV 感染后的人胚肺成纤维细胞（human embryonic lung fibroblast，HEL）增殖、凋亡及周期的改变，并与更昔洛韦进行比较，结果发现：清肝化瘀方、更昔洛韦药物含药血清均可较好地促进 HCMV 感染后的 HEL 增殖，抑制感染后的 HEL 凋亡，二者差异无统计学意义（$P > 0.05$），证实了清肝化瘀方在一定程度上具有与更昔洛韦同样的促肝细胞修复作用。关于胎黄的治疗也有多篇研究报道，如鄢素琪等采用中药利胆合剂（茵陈、连翘、何首乌、熟大黄、赤芍、桂枝、枳壳、鸡内金、白术、五味子、穿山甲、甘草）联合更昔洛韦治疗婴儿 CMV 感染胆汁淤积性肝病，对照组单用更昔洛韦。结果治疗组治愈率为 77.50%，总有效率 88.33%；对照组治愈率为 60.83%，总有效率 76.67%。治疗组与对照组比较，差异有统计学意义（$P < 0.05$，$P < 0.01$）。魏荣等选取 82 例寒湿阻滞型新生儿黄疸患儿分为对照组 41 例、观察组 41 例，对照组给予苯巴比妥、蓝光治疗，观察组在对照组基础上给予茵陈理中汤化裁中药（茵陈 10g，炒白术 5g，太子参 6g，干姜 4g，白茯苓 12g，薏苡仁 10g，砂仁 3g，威灵仙 5g，炒麦芽 12g，当归 6g，车前草 8g，甘草 6g，随症加减，每日 1 剂，1/2 剂对患儿口鼻熏蒸、1/2 剂患儿温服），治疗结果观察组有效率 90.2%，对照组有效率 70.7%。由杨燕等按本团队研制的循证性中医临床诊疗指南编制技术方法研制，《ZYYXH/T282-2012 中医儿科常见病诊疗指南·胎黄》已于 2012 年 7 月作为中华中医药学会团体标准发布、实施。

蛔虫病自 21 世纪 90 年代以来发病率逐步下降，但在部分地区发病率仍较高。现代中药治疗也进行了不少研究，证实中药治疗的疗效高于目前临床常用西药阿苯达唑。如谢雍宁观察苦楝皮（取苦楝皮 3 ～ 9g，煎汁约 50ml，加白糖调味）治疗小儿蛔虫病 49 例，与对照组 49 例给予阿苯达唑 2 片晚饭后一次顿服比较，观察组腹痛消失率 95.92%、大便虫卵转阴率 83.67%，显著高于对照组的 79.59%、61.22%，两组比较差异有统计学意义（$P < 0.01$）。对于蛔厥、虫瘕的治疗，以往曾有认为在此阶段只能安蛔而不能驱蛔，否则有刺激蛔虫扰动之虞，现已经认识到，中药驱虫药的作用多为麻痹虫体，安蛔、驱虫同用可以增强疗效。李群报道用加味大柴胡汤（柴胡 10g，黄芩 10g，白芍 15g，法半夏 6g，枳实 10g，大黄 10g <后下>，乌梅 10g，厚朴 10g，槟榔 15g，川楝子 10g，延胡索 15g，黄连 10g，蜀椒 10g，使君子 10g。儿童酌减）联合阿苯达唑治疗胆道蛔虫 64 例，对照组疼痛缓解后一次顿服史克阿苯达唑，两组均采用常规抗感染、解痉止痛、维持水电解质平衡治疗，结果治疗组总有效率 93.8%，显著高于对照组的 81.3%（$P < 0.05$）。至于蛲虫病，由于明确其生命周期不超过一个月，则强调注意患儿个人卫生，切断重复感染，比驱虫治疗更为重要，也已经得到广泛共识。在不断临床总结的基础上，也先后按本团队研制的循证性中医临床诊疗指南编制技术方法，研制、发布、实施了由韩新民等起草的

《ZYYXH/T279-2012 中医儿科常见病诊疗指南·蛔虫病》《ZYYXH/T280-2012 中医儿科常见病诊疗指南·蛲虫病》，和由叶进等修订的《T/CACM1193-2019 中医儿科临床诊疗指南·蛔虫病》《T/CACM1194-2019 中医儿科临床诊疗指南·蛔虫病》。

近年来，小儿过敏性疾病发病率不断增加，已成为儿科临床常见病。鼻鼽、风咳、哮喘已列入《儿科肺病证治》，本书中则列入了儿科常见的过敏性皮肤病湿疹、荨麻疹。所有这类过敏性疾病，其发病均与特禀质有关。而特禀质小儿易于发生过敏性疾病的病理因素是什么？笔者提出了先天禀赋形成的"伏风"学说，认为伏风内潜是过敏性疾病反复发作的夙因，而外感风邪及各种发物等虚邪贼风则是引发伏风发病的诱因。因此，这类过敏性疾病可以统称为"风病"。其治疗应当采用消风法，根据不同的证候分别取散邪消风法、除湿消风法、凉血消风法、养血消风法、豁痰消风法、固表御风法。总结前人治疗湿疹、荨麻疹的有关记载，结合本人的临床经验，提出对于这类皮肤风病的治疗，初起多用散邪消风法辛温或辛凉疏散外风，夹湿者同时除湿消风、血热者兼以凉血消风；表证解除后，则辨证对于风湿热毒证治以消风化湿解毒、血虚生风证治以养血滋阴消风；血热生风证治以凉血清热消风；疾病缓解而患儿易罹虚邪贼风引发风病者常用固表御风法以匡扶正气，防外风、息内风。消风法治疗各类风病的理论和实践，丰富了中医药治疗过敏性疾病的学术内涵，成为中医儿科现代临床推广应用新的生长点。

过敏性紫癜近年来发病率有所上升。此病的预后主要取决于肾脏是否受累及损伤程度。我们于2000年已经提出"血热""血瘀"是过敏性紫癜肾炎（HSPN）的病机关键，治疗应以清热解毒、活血化瘀、凉血止血为大法，研制了由水牛角、生地黄、牡丹皮、赤芍、鸡血藤、雷公藤、甘草等组成的丹芍颗粒。临床系统治疗观察HSPN患儿30例，并设立30例西药治疗做对照。结果显示试验组疗效优于对照组（$P < 0.05$）。试验组在改善症状、体征等方面的疗效均优于对照组（$P < 0.001$），而且丹芍颗粒在治疗剂量下是安全的。同时我们开展了部分实验研究，结果显示丹芍颗粒能影响过敏性紫癜肾炎模型大鼠的IL-2、IL-6水平，提示丹芍颗粒可能通过改善机体炎症水平从而减轻肾脏血管的炎症损伤。

免疫性血小板减少症（ITP）在急性发病大出血危重病例，应采用中西医结合治疗以抢救，西药主要用糖皮质激素、大剂量静脉免疫球蛋白，中药多用清热解毒凉血消斑法如犀角地黄汤。急性症状解除后不主张西药长期使用，但不少病例应用糖皮质激素可能血小板计数迅速上升而不能达到正常，或者停药后又复下降，此时中医药补气摄血、滋阴凉血以宁络，并稳定上升血小板计数的优势就能得到体现，不少现代临床报道已经证实了这一点。

本书中作为儿科杂病列出的维生素 D 缺乏性佝偻病、消渴、癥瘕，现代一般采用中西医结合治疗。至于中医、西医的优势在哪里，已有一些学者作了理论探讨、临床观察及实验研究。在中医、西医、中西医结合治疗各自适应症、适应证的实践探索中，虽取得了不少成果，但还需要更深入地加以研究，总结出详尽的中西医结合优化治疗方案，以指导临床应用。

4. 学术展望

本书《儿科杂病证治》包括了常见的初生儿病、肠道虫病、皮肤风病及一些与气血津液相关而不便归类的儿科疾病，各类疾病之间差异较大，儿科临床发病情况也各有变化，但中医药治疗这些疾病或在其某些证候，都能显示出整体观点、辨证论治的特色和优势，现代研究也都有不同的进展，值得今后在已有基础上，继续加强中医药在这些疾病的预防、治疗、康复中的研究，以使之在临床中得到更广泛的应用。

婴儿死亡率是衡量一个国家社会经济发展水平的重要指标。我国在 1949 年以前婴儿死亡率约 200‰，新中国成立以来不断下降，2020 年已经达到 5.4‰，其中新生儿死亡占婴儿死亡的 45% 左右。我国古代如元代曾世荣《活幼心书》、清代吴谦等《医宗金鉴·幼科杂病心法要诀》等书对于初生儿疾病曾有大量记述，说明古代儿科医家曾经面对大量初生儿疾病，积累了不少临床经验。但是到了现代，中医初生儿疾病的临床阵地不多，中医药应用也受到限制，科研总结更少，所以中医新生儿学亟须得到重视和研究发展。在历史上，中医学就十分重视胎儿期保健和胎儿疾病的防治，如在孕期胎萎不长、胎漏、胎动不安、胎水肿满等就与胎儿疾病有关，对这些疾病的治疗就是对初生儿疾病的预防，现代诊断技术的进步已经为胎儿期疾病的早期发现提供了比古代更为有利的条件，中医药对胎儿疾病的早期干预可以为初生儿发病率下降提供更多选择。至于新生儿期发生的疾病，更有诸多可供研究的选题。病理性胎黄包括新生儿肝炎综合征、新生儿溶血、红细胞增多症、新生儿败血症、先天性胆道闭锁等多种病因，中医药治疗胎黄按阳黄、阴黄、瘀黄辨证分类已经达成共识，如何通过规范的临床研究、辨病与辨证相结合，得出更加精准的个体化临床治疗方案，以及通过实验研究阐明其疗效机理，是今后相当一段时间可供研究的课题。胎怯、新生儿硬肿症是中医药优势病种，更可以扩大临床研究，明确适应证，及优化中医药与护理相结合的治疗方案，提高诊疗水平。胎儿病和初生儿病的研究成果，将可以在现代条件下大大丰富中医新生儿学的学术内涵，为优生优育、提高我国人口质量作出中医人的新贡献。

肠道虫病在我国历史上都是单纯中医药治疗的，古代医籍和现代临床报道均表明中药治疗有效。现代由于卫生条件改善和个人卫生习惯养成，肠道虫病发病率显著下降，但临床上仍然可以经常见到患儿，且目前常用西药驱虫药疗效欠佳。因此，继续发挥中药驱虫药的作用，提出适应目前临床肠道虫病儿童使用的中药单方、复方及其用法用量，是值得研究的课题。如能通过研究，形成治疗蛔虫病、蛲虫病、姜片虫病、绦虫病等肠道虫病的有效中药提取物形成的中成药，则更有利于中药驱虫药的临床推广应用。

皮肤风病的儿科发生率逐年增加，中医药在此类疾病治疗领域有独特的优势。笔者提出以消风法治疗儿童过敏性疾病的理论及治法，对湿疹、荨麻疹、皮肤瘙痒症等皮肤风病有比较好的疗效，但多中心、大样本、随机、对照的临床研究还有待开展，疗效机理的实验研究也有待进行。中医药治疗小儿皮肤风病优化治疗方案的形成及疗效机理的阐明，将能对于这类疾病中医药治疗临床广泛应用产生积极的推动作用。

疰夏与夏季热在近20年空调普遍应用后临床发病率已经大为降低。但是，夏季发生的乏力、恶食、苔腻、不明原因发热类疾病却时有所见，其临床可能并不符合疰夏、夏季热的典型症状，理化检查也未能查及任何西医的疾病诊断依据，因而使不少人感到束手无策。笔者认为，对于这类疾病，我们完全可以借鉴中医学疰夏、夏季热的病因病机、辨证论治思路与方法，从暑为阳邪，暑多夹湿，易于困脾、伤气、损阴，以及患儿体质特点等认识出发，辨证施以清暑、化湿、益气、养阴、运脾等治法，往往可能得到疾病诊断未明、辨证治疗有效的收获。

过敏性紫癜在现代已经有不少中医药研究，证实了中医药治疗的疗效，达成了临床辨证论治方案的共识，形成了诊疗指南。今后的任务，有必要就过敏性紫癜单纯型、关节型、腹型、肾型等不同类型进行系统研究，获得高级别的研究成果，以提高指南的推荐级别，使之能更好地指导临床应用。尤其是对于肾型紫癜，需要针对其轻型或无症状性尿检异常、急性肾炎综合征、肾病综合征、慢性肾炎综合征、急进性肾炎综合征的不同类型分别开展研究，包括对有争议的治疗药物如雷公藤的有效性、安全性，特别是其"性腺损害"的远期随访（患者进入生育年龄后的生育功能），拿出最有说明力的临床总结，才能形成这一长期以来争论未休问题的最可靠结论。

免疫性血小板减少症的治疗关键在于提高血小板计数。已有的临床报道表明，中医药虽然快速升高血小板的作用比之糖皮质激素、大剂量丙种球蛋白较缓，但其升血小板效应比较稳定且少见副作用。所以，本病中医药临床研究的重点应围绕急性期中西药联用的协同效应，以及更重要的是慢性期有效性、安全性的研究总结。同时还应探索中药治疗本病的机制，中药治疗免疫性血小板减少症的实验研究需要开展，包括对于骨髓巨核细胞成熟、抗血小板抗体的影响等，这方面的研究成果对于揭示中医药治疗本病的药效学机理，使其得到更广泛的认可与推广应用具有重要价值。

消渴是指以多饮、多食、多尿为主要症状的病证，其主要病理改变为水谷精微代谢的失常。对应于西医学糖尿病，主要由胰岛素分泌绝对或相对不足而产生。目前中医药治疗成人 2 型糖尿病的实践经验丰富，且显示出安全高效及低成本的优势。然而儿童期糖尿病以 1 型为主，因此，中医儿科工作者需要研究的是，中医药在儿童 2 型糖尿病患者群体中的疗效如何？中医药改善儿童 1 型糖尿病患者临床症状及治疗常见并发症的效果怎样？从而对于中药在小儿消渴治疗中的作用和地位做出客观的评价。

维生素 D 缺乏性佝偻病治疗的主要结局指标是血清 25-（OH）D_3 水平的提高。中医儿科学早在公元 610 年《诸病源候论》中就已经提出了"时见风日"的有效防病治病措施，需要在临床反复宣传推广。中药治疗维生素 D 缺乏性佝偻病虽已经有过临床研究，但还很不够。中药治疗本病减少出汗、改善精神状态、促进骨骼发育的作用如何，需要有说服力的临床研究成果证实，而中医药治疗对于补充维生素 D

和钙以及其在体内的吸收、利用、发挥效应，促进钙、磷代谢平衡等的作用机理更需要开展研究。

癥瘕是指一类以腹部肿块为主要表现的病证。腹部肿块有多种性质，临床症状、治疗方法及预后等方面差别很大。其中炎症包块如阑尾周围脓肿比较常见。因小儿阑尾炎常常症状表现不典型，易于化脓破溃后形成局部炎性包块，《金匮要略》大黄牡丹汤加减以解毒消痈、活血散结，以及必要时的补气托毒可以取得良好的效果，优于抗生素治疗和手术切开引流，值得临床使用。肠梗阻可由食积、虫聚、燥屎及肠蠕动失常等多种病因形成，应当以病因与通腑治疗相结合处理，具备手术指征的要及时手术治疗。肝脾肿大类癥瘕可由多种原因产生，以往由疟疾形成的疟母（脾肿大）已经少见，传染性单核细胞增多症近年来发病率上升，肝脾肿大是其临床主症之一，中药活血化瘀消癥的早期连续使用对于肝脾回缩有明显的效果，而如胎黄肝硬化这类进行性加重的癥结则必须在病因治疗的基础上注意使用疏肝利胆、活血通络中药治疗。儿童的腹部肿瘤如神经母细胞瘤及腹部器官肿瘤（如畸胎瘤、肾母细胞瘤、肝母细胞瘤、肝血管内皮瘤、卵巢肿瘤、肾癌、肾盂癌、胃肠道肿瘤、脾脏肿瘤等）类型很多，情况复杂，原则上能做手术者还是首先手术切除并做病理诊断以明确其良性、恶性。同时根据患儿临床表现及病理诊断结果，确定化疗、放疗方案，中医药则可以配合西医治疗增强疗效、减轻副作用，对于西医治法无法施行或疗效不佳者应用中医药治疗有时还能取得意想不到的疗效。总之，儿童癥瘕情况复杂，要针对不同的疾病、证候确定治疗方法，即需要以审因论治与辨证论治相结合、中西医结合治疗与中医治疗相结合，在长期临床总结的基础上探讨各类不同病证的治疗方案。

第一章

胎怯

　　胎怯，是指新生儿体重低下，身材矮小，脏腑形气均未充实的病症，又称"胎弱"。胎怯的早期记载见于宋代钱乙《小儿药证直诀·脉证治法·胎怯》："生下面色无精光，肌肉薄，大便白水，身无血色，时时哽气多哕，目无精彩。"明确本病为初生儿病证，对其临床主症已有明确记述。胎怯患儿发病的病因为先天因素，因胎中禀赋未充，肾脾两虚，而致脏腑形气虚弱，易并发初生不啼、胎黄、硬肿症等疾病，是新生儿死亡的主要原因之一。胎怯以出生时低体重为主要特点，相当于西医学的低出生体重儿。低出生体重儿指出生体重小于2500g的新生儿，包括早产儿和足月小样儿（又称小于胎龄儿）。

　　本病为新生儿常见病之一。2012年WHO统计报告184个国家早产儿发生率5%～18%，平均均为10%。复旦大学附属儿科医院对小儿从出生到16岁期间进行多个时间点随访观察，正常出生体重儿体重、身高及头围明显高于早产组。低出生体重儿难以适应出生后的变化，易产生并发症，成为围生期死亡的主要原因之一，而且对小儿体格发育、智能发育产生负面影响。有关研究表明：出生时体重低于2500g的新生儿，死亡率随着出生体重的减少而急剧上升。因此，从降低围生期死亡率和优生优育的角度来说，预防和治疗本病具有重要而且长远的意义。

　　近30年来，我们发挥中医药扶正调补先后天的优势，对本病开展临床和实验研究，提高患儿出生后的生长发育速度，使其追赶正常同龄儿的生长发育水平，防治并发症，降低死亡率，取得显著效果，同时促进了患儿后天体格发育和智能发育，扩大了中医药治疗新生儿疾病的临床应用。

【病因病机】

　　胎怯的病因为父母各种原因导致的先天禀赋不足。如清代陈复正《幼幼集成·胎病论》所说："胎怯者……非育于父母之暮年，即生于产多之孕妇。"认为高龄夫妻和多产妇女生出的孩子易患本病。元代曾世荣《活幼口议·议胎中受病诸证一十五篇》说："乃父精不足，母气衰羸，滋育涵沫之不及，护爱安存之失调，方及七八个月以降生，又有过及十个月而生者。"明确指出，尽管有早产、足月产、过期产之不同，但总是由于父精不足，或母体气血供养不充，胎儿在宫内滋育不足、护养失宜，才会发生本病。

本病病变脏腑涉及五脏而主要在肾与脾，发病机理为胎中化源未充，濡养不足，肾脾两虚。因肾藏精，为生长发育之本，而先天之精又需赖后天之精不断滋养才得以充实。若胎儿先天肾精不充，禀受于其母之气血充养不足，形成先天肾脾两虚，则胎萎不长，或因各种因素而早产，便导致出生时胎怯的发生。

1. 肾精薄弱

生命的原始物质是精，胎儿先天禀受于父母之精而成肾精。父母身体强壮，肾精充足，精神怡悦，精力充沛，养胎护胎有方，才能形成正常的胎儿，孕育出健康的小儿。凡是损害父母健康的因素，都可以影响胚胎的形成与发育，而产生胎怯，此即《幼科发挥·胎疾》所说："夫男女之生，受气于父，成形于母。故父母强者，生子亦强；父母弱者，生子亦弱。"胎儿在母体内的生长发育，以禀受于父母之肾精为生命产生的物质基础，成胎之后，还需要不断摄取来自母体的气血滋养。若父母肾精不足则胚胎形成不良，而成胎之后孕母精血不足则胎儿禀赋未充，又或因妊娠未足月而宫中受气未足，或其母孕期脾胃失调，未能充分吸收水谷精微化生气血以充养胎儿，或胞宫功能不全使胎儿禀受怯弱，均可致胎儿肾精薄弱，胎萎不长或长而未成，形成胎怯，其中以早产儿最为多见。

2. 脾肾两虚

肾藏精，是人体生命活动的物质基础，其中先天之精受之于父母，既是生命之源，又是生长发育之本。先天之精需赖后天之精不断滋养得以充实，后天之精须先天之精蒸化而吸收和转输。胎怯儿成胎之际不仅肾精不充，成胎之后其脾胃同样薄嫩，显示胎儿形小、肉薄、气弱。出生之后，肾精薄无以助脾胃之生化，脾气虚无以运乳食之精微。以致先后天脾肾两虚，则各脏腑无以滋生化育，其形态、功能均不成熟，禀气未充，全身失于涵养而形成胎怯。以足月小样儿为多见。

3. 五脏亏虚

胎儿禀受母体之气血不足，五脏皆失于涵养而发育不良，可造成其所主功能失职的种种病变。肺禀不足则呼吸弱、皮薄；心禀不足则精神萎、血虚；肝禀不足则目无神、筋弛；脾禀不足则形体瘦、纳差；肾禀不足则身材矮、骨弱。以上五类病变，以肾、脾两虚为胎怯患儿共有，肺虚、心虚、肝虚则在不同患儿可有轻重不同之表现。

4. 气阳虚衰

胎怯患儿之重症者，气阳虚衰，生机微弱，常易于产生危重变证。其常见者如肺气虚衰，则呼吸微弱无力，若发展至肺气衰竭，则有气脱而亡之虞；元阳衰微，则全身失于温煦，生机垂危，随时可因阳亡而夭。

【 **临床诊断** 】

1. 诊断要点

（1）有早产、多胎，父亲体弱，孕母体虚、疾病、胎养不周等造成先天不足的各种病因，及胎盘、脐带异常等。

（2）新生儿出生时有形体瘦小，肌肉瘠薄，面色无华，精神萎软，气弱声低，吮乳无力，筋弛肢软等瘦小虚弱之症。一般出生体重低于 2500g。

2. 鉴别诊断

胎怯多为低出生体重儿，常见于早产儿和足月小样儿，两者鉴别要点主要是胎龄、体重、身长，还可以从皮肤、头发、耳壳等外型特点去鉴别。早产儿胎龄未满37 周，绝大多数体重＜2500g、身长不足 46cm。一般早产儿皮肤薄，甚至水肿，皮肤发亮，有毳毛、胎脂多，头发乱如绒线头，耳壳软、缺乏软骨、耳舟不清，指（趾）甲软、多未达到指（趾）端。足月小样儿胎龄满 37 ～ 42 周，体重＜2500g，身长、头围大多在正常范围内。足月小样儿皮肤极薄、干燥、脱皮、无毳毛、胎脂少，头发细丝状清晰可数，耳软骨已发育、耳舟已形成，指（趾）甲稍软、已达到指（趾）端。

【辨证论治】

1. 辨证要点

胎怯以脏腑辨证为纲,有五脏禀受不足之别及轻重之分。其肺虚者气弱声低,皮肤薄嫩,胎毛细软;心虚者神萎面黄,唇爪淡白,虚里动疾;肝虚者筋弛肢软,目无光采,易作瘛疭;脾虚者肌肉瘠薄,萎软无力,吮乳量少,呛乳溢乳,便下稀薄,目肤黄疸;肾虚者形体矮小,肌肤欠温,耳郭软,指甲软短,骨弱肢柔,睾丸不降。胎怯变证,肺气虚衰者以呼吸气息微弱为主症;元阳衰微者以全身冰冷反应低下为主症。

2. 治疗原则

胎怯一般按脏腑辨证分别论治,因肾脾两虚是其关键病机,所以,治疗以补肾培元为基本法则。正如《景岳全书·小儿则上·看小儿寿夭法》所指出:"生儿怯弱,必须以药扶助之……又当看小儿元气厚薄,厚者十无一失,薄者十无一生。然其中有死者,有不死者,则以病之所生有真伪也。凡怯弱者,宜专培脾肾为主。"提出了胎怯"宜专培脾肾为主"的治疗原则。临证还应根据其不同证候,分别采取益肾充髓、补肾温阳、补气养血、温运脾阳等治则。亦可根据证情需要,给予肾脾并补,及分别按五脏所虚施补,发生变证则需急予益气回阳救逆固脱,并同时使用西医抢救措施急救。胎怯小儿脾胃薄弱,补益时当佐以助运,以防呆滞。在药物治疗的同时必须加强护理,以提高疗效。胎怯患儿已有并发症者,应遵从急则治其标、缓则治其本的原则。并发症较重时,先治并发症,同时要顾及小儿体质薄弱、正气亏虚的特点;并发症好转后,再及时转以培元治本为主。

3. 证治分类

(1)常证

①肾精薄弱

证候 身材短小,形体瘦弱,哭声低微,气息微弱,头大、囟门开大,头发稀黄,耳壳薄软,耳舟不清,肌肤不温,骨弱肢柔,指甲菲薄,指(趾)甲未达指(趾)端,足纹浅少,男婴睾丸不降、阴囊淡白或松弛,女婴大阴唇未覆盖小阴唇,或有先天性畸形,指纹淡。

辨证　本证为胎怯多见的证型，常见于早产儿，以肾精薄弱，元阳未充为特征。肾主胞胎，主骨，开窍于耳，其华在发，故本证在身材、形体、骨骼、耳郭等方面不足之象明显。

治法　益精充髓，补肾温阳。

方药　补肾地黄丸加减。常用紫河车、熟地黄、枸杞子、杜仲益肾充髓；肉桂（后下）、肉苁蓉、鹿角霜补肾温阳；茯苓、山药、陈皮健脾助运。

不思乳食者，加炒麦芽、炒谷芽、砂仁醒脾助运；兼见气弱者，加黄芪、党参健脾益气；肢体不温者，加制附子（先煎）、桂枝温补肾阳；唇甲青紫者，加红花、桂枝温经通络。

②脾肾两虚

证候　形体瘦弱，肌肉瘠薄，身材偏短，精神萎靡，啼哭无力，面色无华，口唇色淡，指甲淡白，皮肤薄嫩，手足如削，多卧少动，吮乳乏力，纳乳量少，呛乳、溢乳、吐奶，哕气多哕，四肢欠温，大便稀溏，便次增多，腹胀，面目黄染，甚至水肿，指纹淡。

辨证　本证多见于小于胎龄儿、双胎儿或高龄产妇所育胎儿，以脾肾两虚而脾胃虚弱证候显著为特征。脾主肌肉四肢，开窍于口，故本证的肌肉瘠薄、脾胃运化升降功能失调之象明显。

治法　健脾益肾，温运脾阳。

方药　保元汤加减。常用炙黄芪、人参、白术、茯苓补益脾胃；陈皮、甘草理气和中；肉桂（后下）、干姜温阳助运。

呕吐者，加姜半夏、生姜（易干姜）和胃降逆；泄泻者，加苍术、山药运脾燥湿；腹胀者，加木香、枳壳理气助运；喉中痰多者，加法半夏、川贝母燥湿化痰；气息微弱者，加坎脐、蛤蚧补肾纳气；目肤黄染者，加茵陈、苍术利湿退黄。

③五脏亏虚

证候　形体瘦弱，身材短小，精神萎靡，气弱声低，目无神采，皮肤薄嫩，肌肤不温，胎毛细软，面色无华，唇甲淡白，肌肉瘠薄，萎软无力，筋弛肢软，虚里动疾，时有惊惕，吮乳量少，指甲软、短，指纹淡。

辨证　本证除有肾、脾虚弱证候外，分别或兼有肺、心、肝亏虚的明显表现。

其肺虚者以气弱声低，皮肤薄嫩为主；心虚者以神萎唇淡，虚里动疾为主；肝虚者以目无神采，筋弛惊惕为主。

治法 培元补虚，益气养阴。

方药 十全大补汤加减。常用人参、白术、茯苓、炙黄芪健脾补肺益气；当归、川芎、白芍、熟地黄滋肝补肾养阴；肉桂（后下）、淫羊藿温壮心肾元阳。

偏肺虚者，重用炙黄芪、白术，少佐防风补肺御风；偏心虚者，加麦冬、莲子、龙骨（先煎）养心安神；偏肝虚者，加枸杞子、龟甲（先煎）、牡蛎（先煎）养肝息风。

（2）变证

①肺气虚衰

证候 形体瘦弱，身材短小，多为早产，哭声低弱，反应低下，口唇发绀或全身青紫，面色苍白或青灰，胎毛多而细软，皮肤薄嫩，呼吸浅促或不匀，甚至呼吸困难或暂停，咳嗽无力，四肢厥冷，哺喂困难，指纹紫滞。

辨证 本证见于胎怯重症患儿，以呼吸气息微弱，面色苍白，口唇发绀等为主症。

治法 补肺益气固脱。

方药 独参汤加味。常用人参大补元气；炙黄芪补益肺气；制附子（先煎）温壮元阳；红花活血通经。

口吐白沫，呼吸不匀者，加石菖蒲、僵蚕、制南星祛风化痰；气弱声低，胎毛细软者，重用炙黄芪，加白术、黄精、坎脐、防风补肺益气御风。

②元阳衰微

证候 身材短小，形体瘦弱，反应极差，面色苍白或青灰，唇淡，气息微弱，哭声低怯，全身冰冷，肌肤板硬而肿，范围波及全身，皮肤暗红，僵卧少动，吸吮困难，尿少或无尿，指纹淡红或不显。

辨证 本证见于胎怯重症患儿，以全身冰冷，反应极差，僵卧少动等为主症。

治法 温补脾肾回阳。

方药 参附汤加味。常用人参、黄芪大补元气；制附子（先煎）、巴戟天温壮元阳；桂枝、细辛温经散寒；红花、当归活血通络。

肾阳虚衰者，加鹿茸（研末，冲服）温肾回阳；发绀血瘀者，加桃仁、赤芍、三七活血化瘀；肌肤硬肿者，加郁金、鸡血藤温经活血；尿少或无尿者，加茯苓、薏苡仁、生姜皮通阳利水。

【其他疗法】

1. 中药成药

（1）六味地黄口服液：每支 10mL。口服，每服 5mL，1 日 2 次。用于肾精薄弱证。

（2）补中益气口服液：每支 10mL。口服，每服 3mL，1 日 2 次。用于脾肾两虚证。

2. 推拿疗法

补脾经 30 次，掐揉四横纹 3 ～ 5 遍后再用指腹按揉之，运水入土法 15 ～ 30 次，按揉足三里穴 15 次，肝俞、脾俞、胃俞处按揉 3 ～ 5 次，捏脊 3 ～ 5 遍。手法须轻柔。功效消食导滞、健脾和胃、镇静安神。用于胎怯儿呕吐、腹胀、体重不增、胎粪延迟者。

3. 西医疗法

（1）常规治疗：①保暖：采取各种方式，必要时置暖箱中，保证婴儿体温稳定在 36.5℃～ 37.5℃（肛温）。②喂养：强调生母母乳喂养，无母乳或奶量不足者，可加用配方奶粉。③补充营养素：必要时给予静脉输入部分或全部营养素，注意补充足够的蛋白质、多种维生素及电解质等。④给氧：对有发绀及呼吸困难的患儿应给氧气吸入，但不宜长期持续使用。⑤多器官功能衰竭（如休克、DIC、肺出血、心力衰竭、肾衰竭等）者，给予相应抢救措施。

（2）并发症治疗：①低血糖：如血糖＜ 2.6mmol/L（47mg/dL），不论有无症状，应给 10% 葡萄糖注射液 6 ～ 8mg/（kg·min）静脉滴注；如血糖低于 1.6mmol/L（29mg/dL），应给 10% 葡萄糖注射液 8 ～ 10mg/（kg·min）静脉滴注，维持血糖在正常范围。②低血钙惊厥：立即静脉滴注 10% 葡萄糖酸钙 1 ～ 2mL/kg，用等量 5% 葡萄糖注射液稀释，以每分钟 1mL 的速度缓慢输入。待症状控制后，改为口服 10% 氯化钙每日 10mL，连服 1 周。③红细胞增多症：可做部分交换输血治疗。用成人血浆或白蛋白替换患儿部分全血，以降低血细胞比容。④继发感染：合并肺炎、败血症等感染性疾病时，应用抗生素控制感染。

【防护康复】

1. 预防

（1）孕妇年龄不宜过大或过小。有慢性心、肝、肾疾病等的妇女不可妊娠。

（2）孕妇必须注意营养，不可饮酒及吸烟。若有较严重的妊娠呕吐，应及时治疗。

（3）孕期要保持心情愉悦，注意休息，妊娠后期不可劳力过度。

（4）孕期应注意预防及积极治疗各种急性传染病、贫血和妊娠高血压综合征等。

（5）胎儿期发现胎萎不长者，可由孕母服药补肾培元，促进胎儿宫内发育。

2. 护理

（1）胎怯儿阳气不足，应注意保暖，根据不同情况及条件采用各种保温措施。

（2）按体重、日龄计算热量，尽量母乳喂养，喂足奶量。吞咽功能差者需静脉补充营养液，也可采用胃管喂养。

（3）保持居室空气新鲜，一切用品均应消毒后使用，接触患儿者应戴口罩、帽子，防止患儿继发感染。

（4）密切观察患儿病情变化，及时发现并发症并加以处理。

（5）对重症之极低出生体重儿（体重＜1500g）应置于新生儿重症监护室进行监护与管理。

3. 康复

（1）积极采取以上各项治疗、护理措施，让患儿顺利地渡过新生儿期。

（2）进入婴儿期后，继续注意防寒保暖、防暑降温，喂养保健，做婴儿操，促进患儿康复。

（3）监测患儿症状，尤其是生长发育情况，继续采用推拿及必要的药物治疗等措施，促使患儿加速成长。

（4）密切观察患儿临床表现，如发现病态，及时诊断、治疗。

【审思心得】

1. 循经论理

胎怯一病，古代儿科医籍多有记载。南宋《小儿卫生总微论方·胎中病论》沿袭钱乙说："儿自生下以来，面无精光，肌肉脆薄，大便白水，身无血色，时时哽气多哕，目黑睛少，羸尪多哭，此胎怯也。"描述了胎怯的临床症状。

《小儿病源方论·养子真诀》说："小儿因胎禀怯弱，外肥里虚，面㿠白色，腹中虚响，呕吐乳奶，或便青粪，或头大囟开。"明确胎怯的病因是胎禀怯弱，由此产生诸症。

《活幼口议·议胎中受病诸证一十五篇》说："鬼胎者，乃父精不足，母气虚羸，滋育涵沫之不及，护爱安存之失调，方及七八个月以降生，又有过及十个月而生者。初产气血虚羸，降诞艰难，所言鬼者，即胎气怯弱，荣卫不充，至子萎削语。犹如果子结实之时，有所阴藉，不到灌溉，为物偏小，其形猥衰，无有可爱，如此之谓。胎气阴萎，常与丸散扶挟，乳哺匀调，气血充荫，肠胃固壮，即保共静善。盖由受气不足，禀赋不全，忽尔横殇，非可惜耶？"详细论述了胎怯的病因、病机，药物治疗和调理的重要性。

《幼科发挥·胎疾》曰："胎弱者，禀受于气之不足也。子与父母，一体而分。如受肺之气为毛皮，肺气不足，则皮脆薄怯寒，毛发不生；受心之气为血脉，心气不足，则血不华色，面无光彩；受脾之气为肉，脾气不足，则肌肉不生，手足如削；受肝之气为筋，肝气不足，则筋不束骨，机关不利；受肾之气为骨，肾气不足，则骨软。此胎禀之病，当随其脏气求之。肝肾心气不足，宜六味地黄丸主之；脾肺不足者，宜参苓白术丸主之。"指出由于胎中禀受不足所产生的五脏病变及其基本治疗方法，并且特别强调了补肾的重要性："五脏不足而专补肾，何也？曰：太极初分，开一生水，精血妙合，先生两肾。肾者，五脏之根本。《经》曰：植木者必培其根。此之谓也。"而《景岳全书·小儿则上·看小儿寿夭法》则强调"凡怯弱者，宜专培脾肾为主。"认为补益后天脾与先天肾同样十分重要。《幼科指南·小儿杂症》说："初生面无光彩，身无血色，两目无神，肌肉消瘦，此名胎怯。宜八珍汤治之，又用外浴法洗之。"又提出了补气养血并施的治方。

2. 证治有道

笔者自 1991 年起，在阅读古典医籍时意识到胎怯古人有论述、临床颇常见、中医药治疗有专长，值得研究。首先全面查阅了有关本病的古代文献，认为对于先天禀赋不足的初生儿，应用中医药调补后天，一定能对促进其出生后生长发育产生良好的影响。而在查阅现代文献时，则遗憾地发现，在此前的几十年中，竟没有找到一篇有关本病的中医药临床报道。由此，申报江苏省教育委员会自然科学基金立项，组织课题组，联络南京市第一医院、扬州市妇幼保健院的西医产科、新生儿科同道，一起对本病进行了系统的研究。

关于本病的现代诊断，我们认为可以加入以体重为主的生长发育衡量指标作为客观标准。由此联系到西医学对于低出生体重儿以出生体重小于 2500g 的量化指标应当为我所用，提出胎怯的概念和诊断在总结古代医家论述的基础上，可以加入这一客观指标，以更有利于临床诊断及疗效评价的客观化。

在总结古籍相关论述的基础上，我们认识到本病最主要的临床特点身材矮小、神萎气弱是肾精未充的证候，肌肉瘠薄、形体消瘦是脾禀不足的表现，由此提出病机以肾脾两虚为主的观点。

课题组通过正常儿、胎怯儿各 100 例新生儿的调查分析，证实高龄产妇、情志异常、母亲形体瘦小、父亲嗜食烟酒，以及孕妇患营养不良、贫血、妊娠毒血症、先兆子痫、胎盘功能不全、劳力过度、双胎等，均是低出生体重儿的形成原因。

通过对其中 100 例胎怯儿的临床观察分析后认识到：胎怯患儿脏腑虚弱，有五脏不足的种种表现，由此可分为 5 种证型。肾虚证：身材矮小，头大囟张，甚则颅缝开解，颅骨软，发黄细少，耳壳薄软，耳舟不清，指甲菲薄未达指尖，足纹浅少，肌肤欠温，时或青紫，骨弱肢柔，男婴阴囊淡白松弛或有睾丸不降，女婴大阴唇分开小阴唇突出。脾虚证：肌肉瘠薄，手足如削，口软无力，吮乳量少，呛乳溢乳，嗳气多哕，腹泻腹胀，目肤黄染。肺虚证：呼吸微弱，浅快或不规则，咳嗽无力，皮肤薄嫩，透明滑黏，胎毛多而细软，胎脂满布。心虚证：精神萎靡，啼哭无力，唇爪淡白或青紫，面无光彩，身无血色。肝虚证：目无神采或目闭不睁，筋脉弛长，肢软不收，或四肢拘急时作。临床调查结果胎怯患儿各证候的出现率：肾虚证 100%，脾虚证 100%，肺虚证 62%，心虚证 14%，肝虚证 22%，进一步证实了胎怯患儿全部具有肾脾两虚的证候。

研究认为，以上诊断、分证的指标同样应当作为疗效评价的指标。本病的疗效评价，应当以患儿体重增长为主要结局指标，并以高于同年龄正常儿童和胎怯患儿（空白对照组）体重增长的速度作为衡量、比较疗效的主要指标。其次，身长、头围、胸围、上臂围等婴幼儿生长发育的其他主要指标也应作为疗效评价的客观指标。

关于本病的治疗，根据本病的病机、证候特点，提出了以补益肾脾为主的原则。胎怯患儿先天不足、以虚为本，故补虚是本病的基本治疗原则。但是，任何补益药物，均需依靠脾胃的受纳运化才能为机体吸收和利用，而且，胎怯患儿脾胃亏虚，运化力弱，也必须有扶助运化的药物相助才能增进其生化功能。所以，对于本病治疗，在补益的同时还要适当加用扶助运化的药物，即采用补运兼施的治疗方法。同时，本病发生于新生儿，又是胎禀怯弱的新生儿，体重低于正常新生儿水平，因此，治疗用药应当取药性强而力专之品，药味不宜多而须精，药量不宜大而须轻，才能体现因人因病制宜的原则。

治疗胎怯，需用到一些补益要药，补肾益精充髓以补肾地黄丸为基本方，还常选用血肉有情之品，如紫河车、阿胶、龟甲胶、猪脊髓、鹿茸、鹿角胶，气息微弱者加坎脐、蛤蚧补肾纳气等。补脾益气现代多用党参，但本病却以用人参为佳，大补元气，力专而效宏。偏阳气虚者宜用红参，偏气阴虚者宜用生晒参，或改用西洋参。

在临床科研中，我们采用了自行研制的助长口服液。处方：鹿角片20g，肉苁蓉20g，紫河车30g，人参5g，砂仁5g，麦芽30g。上药煎煮浓缩加工为口服液45mL，为10日用量。患儿每服1.5mL，1日3次，温服。连续服药1个月。

临床系统治疗观察胎怯患儿100例，并与同期50例未治疗胎怯儿做对照。两组采用同样的护理喂养措施，试验组加用助长口服液口服。记录两组患儿的主要生长发育指标：体重、身长、头围、胸围、上臂围及发病情况。初生时两组无显著差异，1月、2月、3月时均有显著性差异，试验组均显著高于对照组（均$P < 0.01$）；各项临床症状改善情况，治疗组均优于对照组（$P < 0.05$）；患病率、病死率治疗组均低于对照组（$P < 0.05$）。随访至2岁7个月～4岁9个月时，治疗组体重水平明显高于对照组，其增长速度显著高于同年龄正常儿童水平（$P < 0.05$）。

通过临床对照研究证实，补肾填精、健脾助运法对于胎怯患儿有显著的疗效，能显著改善患儿肾脾两虚的临床症状，提高其生长发育速度，使之追赶正常儿童的生长发育水平，并从远期随访观察进一步肯定了疗效。

课题组在临床研究同时开展了实验研究。检测胎怯患儿血清 T_3、T_4 值以探索胎怯肾脾两虚证与一些内分泌激素之间的关系及补肾健脾中药对其产生的影响。结果表明：胎怯患儿 T_3 值低于正常标准，T_4 值高于正常标准。由于 T_3 值进入细胞较容易，其生理活性较 T_4 值强 $3 \sim 4$ 倍，因此胎怯患儿 T_3 值低下说明其生长发育和消化功能均处于低下水平，符合肾脾两虚证。经调补脾肾，试验组血清 T_3 值升高，较空白对照组有显著差异，提示补肾健脾中药可升高低出生体重儿某些低下的内分泌激素水平，使之发挥正常功能。

课题组的动物实验研究，将胎怯模型低出生体重豚鼠（生后 3 天，$65 \pm 5g$）和正常出生体重豚鼠（生后 3 天，$75 \pm 5g$）作为观察对象，以与生长发育相关激素血清胃泌素、生长激素、皮质醇、ACTH 水平作为观察指标，并予中药助长口服液干预。观察结果：基础状态下胎怯组血清胃泌素、生长激素、皮质醇水平均低于正常体重组，ACTH 水平则高于正常体重组。而助长口服液干预后，不仅能促进低体重豚鼠体重增长加快，还能提高其血清胃泌素、生长激素、皮质醇水平，且较未接受中药干预的低体重豚鼠对照组有显著性差异。中药干预还能使异常升高的 ACTH 水平降低渐趋正常。血清胃泌素水平之高低与脾主运化功能密切相关，而生长激素、皮质醇、ACTH 等水平则是肾主生长发育功能的主要体现。我们的实验结果表明，低出生体重豚鼠不仅具有胎怯的临床症状，同时还伴随有与"肾""脾"功能密切相关的生化指标改变，均符合肾脾两虚的证候特点。经助长口服液补肾健脾治疗后，胎怯模型豚鼠的血清胃泌素、生长激素、皮质醇明显升高，ACTH 显著下降，趋向于正常水平。提示助长口服液的补肾健脾效应与调整其紊乱的胃肠激素，垂体－肾上腺轴、甲状腺等内分泌激素分泌水平有关，可能就是通过恢复某些内分泌激素的正常水平，使之发挥促进生长发育和消化吸收，调节全身代谢的功能实现的。我们另外的实验研究还观察到，助长口服液对于实验家兔离体回肠葡萄糖吸收有促进作用；对于实验豚鼠有提高细胞免疫和体液免疫功能的作用。

胎怯是新生儿常见疾病之一，以上研究结果表明：应用中医药补肾健脾治疗，调补先后天，对于促进胎怯患儿的后天生长发育，追赶正常同年龄儿童的生长发育水平，增强患儿体质，提高其存活力和存活质量，降低发病率和死亡率，均具有显著的疗效，疗效机理也从调整患儿紊乱的生长发育相关激素水平等得到了初步阐明。

　　扶正固本是中医药的特色和优势之一，对于先天禀赋不足的胎怯患儿应用中医药治疗，疗效已经初步得到肯定。但是，现有的临床研究报道不多，采用不同的治法方药治疗胎怯及其不同证候，尚需要进行更多的研究，以得到更为优化的治疗方案。胎怯的动物模型已经提出并在实验研究中应用取得成功，这也为有效方药筛选和药效学研究提供了有利的条件。

　　胎儿宫内生长发育迟缓，相当于中医学"胎萎不长"。本病同样有古代文献记载，并已有用被动吸烟法建立孕兔胎仔宫内生长发育迟缓等的动物模型，但现代中医药临床治疗和实验研究的报道不多。如能对于孕期胎萎不长早期采用中医药治疗方法干预，促进其宫内生长发育，将是降低胎怯儿发生率的有效措施，其促进胎儿宫内生长发育疗效的评价，现在已可用彩超等方法客观显示。这方面的研究发展前景是十分广阔的。

第二章

胎　黄

【概述】

胎黄以初生儿皮肤、目睛出现黄染为主要特征，因与胎禀因素有关，故称"胎黄"或"胎疸"。隋代《诸病源候论·胎疸候》说"小儿在胎，其母脏气有热，熏蒸于胎，至生下，小儿体皆黄，谓之胎疸也。"是对本病病名、病因和症状的最早记载。本病相当于西医学的新生儿黄疸，包括了新生儿生理性黄疸与病理性黄疸两大类。本节主要讨论新生儿病理性黄疸。

新生儿由于红细胞数量较多，红细胞寿命较短，每天产生的胆红素量是成人的2倍，新生儿胆红素代谢特点为肝脏胆红素负荷大、肝脏清除胆红素能力差、肠-肝循环增加，因此新生儿黄疸十分常见，60%足月儿和80%的早产儿在生后第一周可出现肉眼可见的黄疸。但若是血液中胆红素一过性增高，是早期新生儿的一种暂时生理性现象，能自行消退。若是机体因存在某些病理因素导致胆红素代谢异常而发生的黄疸，就属于病理性黄疸，又称为新生儿高胆红素血症，严重者可导致胆红素脑病（核黄疸），损害中枢神经系统，遗留后遗症甚至导致死亡。

【病因病机】

胎黄发生的原因很多，主要与胎禀湿蕴有关，如湿热郁蒸、寒湿阻滞。胎黄的病变脏腑在肝胆、脾胃，其发病机理为胎中禀赋脾胃湿热或寒湿内蕴，肝失疏泄，胆汁外溢而至发黄，日久则气滞血瘀、络脉瘀阻而黄疸日深难退。

1. 湿热郁蒸

由于孕母素体湿盛或内蕴湿热之毒，遗于胎儿，或因胎产之时、出生之后，小儿感受湿热邪毒所致。湿热致黄疸在古籍中多有论述，如《幼科铁镜·辨胎黄》云："胎黄由妊母感受湿热，传于胎儿，故儿生下，面目通身，皆如金黄色。"又有《证治准绳·幼科》说："此胎黄之候，皆因乳母受湿热而传于胎也。"

小儿初生，五脏六腑成而未全、全而未壮，形气未充，脾运不健，胎中禀受湿热之邪未能输化，郁结于里，熏蒸肝胆，以致胆汁外泄，透发于外，而致皮肤面目发黄。热为阳邪，故黄色鲜明如橘色，常伴热象，故属阳黄之候。若湿热蕴郁日久，肝胆郁滞，气血瘀阻，则可转为肝脾肿大之瘀积发黄。若热毒炽盛，黄疸可迅速加深，湿热化火，热极生风，可出现神昏、抽搐之胎黄动风证。若患儿禀赋虚弱，湿热炽盛，正气不支，正不胜邪，气阳虚衰，则可出现胎黄虚脱之证。

2. 寒湿阻滞

若小儿先天禀赋不足，脾阳虚弱，寒湿内生；或生后为湿邪所侵，湿从寒化，可致寒湿阻滞。正如《临证指南医案·疸》所言："阴黄之作，湿从寒水，脾阳不能化热，胆液为湿所阻，渍于脾，浸淫肌肉，溢于皮肤，色如熏黄。"

先天禀赋不足，脾阳虚弱，复因孕母之寒湿内传，蕴郁脾胃，寒湿阻滞，气机不畅，以致肝失疏泄，胆汁外溢，而至发黄。寒湿为阴邪，故黄色晦暗，常伴精神疲乏等证，属阴黄之候。

3. 气滞血瘀

部分小儿禀赋不足，络脉阻滞，或湿蕴不解，肝脉郁阻，气滞而致血瘀，可致气滞血瘀发黄。如《张氏医通·黄疸》说："诸黄虽多湿热，然经脉久病，不无瘀血阻滞也。"

小儿禀赋虚弱，湿热内阻，气机不畅，肝胆疏泄失常，以致气滞血瘀，脉络瘀积而发黄，由于瘀积在里，故面目皮肤黄色晦暗，伴肚腹胀满，腹壁青筋怒张，右胁下结成痞块。

4. 胎毒致病

古人早就认识到孕妇妊娠期健康状态对胎儿及出生后个体早期的影响。《幼幼集成·护胎》说："胎婴在腹，与母同呼吸，共安危。而母之饥饱劳逸，喜怒忧惊，食饮寒温，起居慎肆，莫不相为休戚。"指出了孕妇与胎儿的密切关联。《幼科发挥·胎疾》曰："儿之初生，有病多属胎疾。"中医学将小儿在胎中禀受的各种致病因素均归为广义胎毒，其狭义概念则仅指热毒。胎黄的先天因素则与孕母自身邪毒内蕴及饮食、情志、起居失调等相关。

若是孕妇本有邪毒内蕴，特别是湿热邪毒，易于遗毒于胎儿，导致出生后发病。

现代研究发现，妊娠期感染的许多特殊病原物（细菌、病毒、毒素、复杂的致病因子），能通过胎盘屏障进入胎儿体内，对新生儿肝脏造成损害，导致胆红素代谢异常而发生黄疸。如巨细胞病毒、肝炎病毒、弓形体的宫内母婴传染就是引起婴儿肝炎综合征的常见感染原因。

此外，尚有因先天缺陷，胆道闭锁，胆液不能从常道疏泄，横溢肌肤而发黄者。

【临床诊断】

1. 诊断要点

根据《实用新生儿学》第 7 版拟定的新生儿病理性黄疸的诊断标准为：生后 24h 出现黄疸；足月儿血清胆红素浓度 > 220.5μmol/L（12.9mg/dl），早产儿 > 256.5μmol/L（15mg/dl）；血清结合胆红素 > 34μmol/L（2mg/dl）；血清胆红素每天上升 > 85.5μmol/L（5mg/dl）；黄疸持续时间较长，足月儿 > 2 周，早产儿 > 4 周；或黄疸退而复现。具备以上任何一项者即可诊断为新生儿病理性黄疸。

2. 鉴别诊断

（1）生理性黄疸：足月儿大多在生后第 2～3 天出现黄疸，4～5 天达高峰，5～7 天消退，最迟不超过两周；早产儿黄疸多于生后 3～5 天出现，5～7 天达高峰，7～9 天消退，最长可延迟到 3～4 周；每日血清胆红素升高 < 85μmol/L（5mg/dl），血清胆红素足月儿 < 221μmol/L、早产儿 < 257μmol/L。在此期间，小儿一般情况良好，除有轻微食欲不振外无其他症状。

（2）病理性黄疸：黄疸出现早（出生后 24 小时以内）、发展快（血清总胆红素每天增加超过 85μmol/L）、程度重（足月儿总胆红素超过 221μmol/L，早产儿总胆红素超过 257μmol/L）、消退迟（超过 2～3 周）或黄疸退而复现。足月儿总胆红素超过 342μmol/L 可引起胆红素脑病（核黄疸），损害中枢神经系统，遗留后遗症。①黄疸伴贫血，网织红细胞增高，为溶血性黄疸。②黄疸伴有中毒症状，如精神萎靡、不哭、体温不升或有波动，多为败血症。③黄疸伴有消化道症状，血清胆红素有波动，多考虑新生儿肝炎。④黄疸伴肝脏进行性肿大，大便灰白，黄疸逐渐加深，多为胆道闭锁。

（3）母乳性黄疸：病因尚不明确，多见于纯母乳喂养或以母乳喂养为主的足月儿；黄疸出现在生理性黄疸期，TSB ＞ 220.6μmol/L（12.9mg/dL），或黄疸迁延不退，超过生理性黄疸期限仍有黄疸，TSB ＞ 34.2μmol/L（2mg/dL）；排除病理性黄疸；一般情况良好，生长发育正常；停母乳 1 ～ 3 天后黄疸明显消退，血清胆红素迅速下降 30% ～ 50%。

【辨证论治】

1. 辨证要点

对于胎黄，临床上首先要辨别是生理性的，还是病理性的。然后再对病理性黄疸辨其阴阳。若病程短，肤黄色泽鲜明，舌苔黄腻者，为阳黄。若黄疸日久不退，色泽晦暗，便溏色白，舌淡苔腻者，为阴黄。若肝脾明显肿大，腹壁青筋显露，为瘀积发黄。

若黄疸急剧加深，四肢厥冷，脉微欲绝，为胎黄虚脱证。若黄疸显著，伴有尖叫抽搐，角弓反张，为胎黄动风证。此皆属胎黄变证。

2. 治疗原则

新生儿病理性黄疸以利湿退黄为基本治疗法则。根据阳黄与阴黄的不同，分别治以清热利湿退黄和温中化湿退黄，气滞瘀积证则以行气化瘀消积为主。由于初生儿脾胃薄弱，故治疗过程中尚须顾护后天脾胃之气，不可过用苦寒之剂，以防苦寒败胃，克伐正气。

3. 证治分类

（1）常证

①湿热郁蒸

证候 面目皮肤发黄，色泽鲜明如橘，哭声响亮，不欲吮乳，口渴唇干，或有发热，大便秘结，小便深黄，舌质红，苔黄腻。

辨证 本证因湿热蕴阻脾胃，肝胆疏泄失常而致，为阳黄证。临床表现起病急，黄色鲜明如橘，全身症状及舌象均为湿热壅盛之象。新生儿溶血性黄疸、肝细胞性黄疸多表现为此证。本证重症易发生黄疸动风和黄疸虚脱之变证。

治法 清热利湿退黄。

方药 茵陈蒿汤加减。常用茵陈、栀子、大黄清热利湿退黄；泽泻、车前子

（包煎）利水化湿；黄芩、金钱草清热解毒。

热重加虎杖、龙胆清热泻火；湿重加猪苓、茯苓、滑石（包煎）渗湿利水；呕吐加姜半夏、竹茹和中止呕；腹胀加厚朴、枳实行气消痞。

②寒湿阻滞

证候　面目皮肤发黄，色泽晦暗，持久不退，精神萎靡，四肢欠温，纳呆，大便溏薄、色灰白，小便短少，舌质淡，苔白腻。

辨证　本证多由孕母体弱多病，气血素亏，胎儿禀赋不足而致；或因湿热熏蒸日久不愈转化而成，为阴黄证。临床表现往往起病缓慢，病程较长，黄色晦暗，虚寒之象明显，病情较重。与阳黄证的鉴别可以从黄疸的色泽及全身寒热证象来区分。

治法　温中化湿退黄。

方药　茵陈理中汤加减。常用茵陈利湿退黄；干姜、白术温中燥湿；党参、甘草益气健脾；薏苡仁、茯苓健脾渗湿。

寒重加制附子（包煎）温阳驱寒；肝脾肿大，络脉瘀阻加桃仁、莪术活血化瘀；食少纳呆加焦六神曲、砂仁（后下）醒脾开胃。

③气滞血瘀

证候　面目皮肤发黄，颜色逐渐加深，晦暗无华，右胁下痞块质硬，肚腹膨胀，青筋显露，或见瘀斑、衄血，唇色暗红，舌质紫暗或见瘀点，舌苔黄。

辨证　此证病程较长，逐渐加重。除皮肤黄疸色泽晦暗无华外，还具有有形瘀积如胁下痞块的临床表现。

治法　行气化瘀消积。

方药　血府逐瘀汤加减。常用柴胡、郁金、枳壳疏肝理气；桃仁、当归、赤芍、丹参行气活血化瘀。

大便干结加大黄（后下）通腑；皮肤瘀斑、便血加牡丹皮、仙鹤草活血止血；腹胀加木香、香橼皮理气；胁下癥块质硬加穿山甲、水蛭活血化瘀。

（2）变证

①胎黄动风

证候　黄疸迅速加重，嗜睡、神昏、抽搐，舌质红，苔黄腻。

辨证　此证往往在阳黄迅速发展基础上发生。病情危重，来势急骤，极低出生体重儿容易发生此证。临床主要表现为面目深黄，伴神昏、抽搐。

治法 平肝息风退黄。

方药 茵陈蒿汤合羚角钩藤汤加减。常用羚羊角（散剂，冲服）、钩藤（后下）、天麻平肝息风；茵陈、大黄、车前子利湿退黄；石决明（先煎）、川牛膝、僵蚕、栀子、黄芩清热镇惊。

②胎黄虚脱

证候 黄疸迅速加重，尿色深黄，伴面色苍黄、浮肿、气促、神昏、四肢厥冷、胸腹欠温，舌淡苔白。

辨证 本证为黄疸危证，多见于溶血性黄疸，关键在于气随血脱、阳气虚衰，而不是邪气亢盛。临床主要表现为黄疸迅速加重，伴面色苍黄、浮肿、气促、神昏、四肢厥冷等危候。

治法 温阳益气固脱。

方药 参附汤合生脉散加减。常用人参大补元气；制附子（先煎）、干姜温补脾肾；麦冬、五味子生津敛阴；茵陈、金钱草利湿退黄。

【其他疗法】

1. 中药成药

（1）茵栀黄口服液：每支 10mL。每服 2mL，1 日 3 次。用于湿热郁蒸证，热重于湿者。

（2）茵陈五苓糖浆：每瓶 100mL。每服 3mL，1 日 3 次。用于湿热郁蒸证，湿重于热者。

（3）紫雪：每瓶 1.5g。每服 0.1～0.2g，1 日 1 次。用于胎黄动风证。

2. 药浴疗法

茵陈 20g，田基黄 20g，垂盆草 15g，大黄（后下）20g，虎杖 20g，黄芩 20g，郁金 20g，茯苓 20g，甘草 10g。制备方法：将药物洗净，加水浸泡 20min，煎煮 3 次，同时提取挥发油，每次沸后 2h 合并煎液、过滤；滤液浓缩至需要量，加入 5% 薄荷醇，滤过；滤液静置 24h，吸取上清液，加入挥发油，分装灭菌。每次取 100mL，用温水稀释至 5000～10000mL，浸泡患儿 20～30min（浸泡前将防水脐贴贴于脐部），可边浸泡边轻拍皮肤，1 日 2 次。用于湿热郁蒸证。

3. 滴肠疗法

茵陈 10g，栀子 4g，大黄 3g，黄芩 4g，薏苡仁 10g，郁金 4g。1 日 1 剂，水煎 2 次，浓缩过滤成 25mL，直肠滴注，连用 7 日。用于湿热郁蒸证。

4. 针灸疗法

胆红素脑病后遗症患儿可配合针刺疗法，1 日 1 次，补法为主，捻转提插后不留针。3 个月为 1 个疗程。取穴如下：①百会、风池、四神聪、通里。用于智力低下。②哑门、廉泉、涌泉、神门。用于语言障碍。③肩髃、曲池、外关、合谷。用于上肢瘫痪。④环跳、足三里、解溪、昆仑。用于下肢瘫痪。⑤手三里、支正。用于肘关节拘急。⑥合谷透后溪。用于指关节屈伸不利。⑦大椎、间使、手三里、阳陵泉。用于手足抽动。

5. 推拿疗法

穴位按摩配穴取肝俞、脾俞、胆俞和阳陵泉穴，具有疏肝利胆、增强胆汁排泄功能；中脘、内关、合谷和足三里穴，可以增强胃肠道蠕动，促进胎粪排出，减少胆红素的肝肠循环。此外，穴位按摩还通过刺激皮肤，兴奋脊髓排便中枢，促进胎粪排出。

胆红素脑病后遗症见肢体瘫痪，肌肉萎缩者，可用推拿疗法，每日或隔日 1 次。手法：在瘫痪肢体上以擦法来回擦 5 ～ 10 分钟，按揉松弛关节 3 ～ 5 分钟，局部可用搓法搓热，并在相应的脊柱部位滚搓 5 ～ 10 分钟。

6. 西医疗法

（1）病因治疗：生理性黄疸一般不需治疗，若黄疸较重，可静脉补充适量葡萄糖，或给予肝酶诱导剂，如苯巴比妥、尼可刹米可提高葡萄糖醛酸转移酶活性，使未结合胆红素转化为结合胆红素。病理性黄疸，应针对病因进行治疗。①感染性黄疸，选用有效抗生素，如头孢噻肟、头孢曲松等。②肝细胞性黄疸，选用保肝利胆药，如葡醛内酯。③溶血性黄疸：光照疗法，肝酶诱导剂，输血浆或白蛋白可减少胆红素脑病的发生，病情严重者应及早给予换血疗法。④胆道闭锁：试行手术治疗。

（2）光照疗法：用蓝光、绿光或白光照射，可使未结合胆红素经过光氧化及异构化作用产生胆绿素、无毒的水溶性双吡咯，而经胆汁和尿液排出，是降低血清未结合胆红素简单而有效的方法。血清胆红素值＞205μmol/L时即可用光疗。持续光照24～72小时不等，黄退为止。但光疗可引起发热、腹泻和皮疹，多不严重，可以继续治疗。光疗可以使血钙降低，皮肤呈青铜色即青铜症，此时应停止光疗，青铜症可以自行消退。光照时，婴儿双眼应用黑色眼罩保护，以免损伤视网膜，除会阴、肛门部用尿布遮盖外，其余均裸露，照射时间以不超过4天为宜。光疗设备有光疗箱、光疗灯和光疗毯等。

（3）其他治疗：纠正酸中毒，防止低血糖，补充维生素等。

【防护康复】

1. 预防

（1）妊娠期注意饮食卫生，忌酒和辛热之品。不可滥用药物。

（2）有肝炎病史的妇女应在治愈后再妊娠，如已妊娠后发现肝炎应及时治疗。既往所生新生儿有重度黄疸和贫血或有死胎史的孕妇及其丈夫均应作 ABO 和 Rh 血型检查，测定血中抗体及其动态变化。这类孕妇及新生儿可服用中药如黄疸茵陈冲剂预防胎黄。

（3）避免新生儿口腔黏膜、脐部、臀部和皮肤损伤，防止感染。

2. 调护

（1）新生儿应注意保暖，尽早开奶，促进胎粪排出。

（2）婴儿出生后密切观察皮肤颜色的变化，监测血清胆红素水平，及时了解黄疸的出现时间及消退时间。

3. 康复

（1）患儿黄疸消退后继续按照其临床症状，给予调理脾胃等治疗。

（2）红细胞葡萄糖 -6- 磷酸脱氢酶（G-6-PD）缺乏症等遗传性溶血性疾病患儿需避免与可能引起发病的物质接触，如蚕豆、樟脑、氧化药物（解热镇痛药、磺胺药、硝基呋喃类、伯氨喹、维生素 K、对氨基水杨酸等）、细菌及病毒感染等。

【审思心悟】

1. 循经论理

古代医籍中关于胎黄的记载很多。《小儿药证直诀·脉证治法·黄相似》说:"又有自生而身黄者,胎疸也。"提出黄病和黄疸的鉴别诊断要点:"身皮、目皆黄者,黄病也。身痛,膊背强,大小便涩,一身尽黄,面目指爪皆黄,小便如屋尘色,看物皆黄,渴者,难治,此黄疸也。"并认为黄疸多数为热证,也有胃怯的虚证:"古书云:诸疸皆热,色深黄者是也;若淡黄兼白者,胃怯、胃不和也。"

《婴童百问·黄疸》就《小儿药证直诀》之说进一步提供了治方:"又有初生而面身黄者,胎疸也。诸疸皆热,色深黄者是也;若淡黄兼白者,胃怯不和也。茵陈蒿汤、山栀柏皮汤、犀角散加连翘赤小豆汤主之。通治黄疸,茵陈五苓散尤为稳也。"

《幼幼集成·胎病论》说:"胎黄者,儿生下面目浑身皆如金色,或目闭,身上壮热,大便不通,小便如山栀汁,皮肤生疮,不思乳食,啼哭不止,此胎中受湿热也。宜茵陈地黄汤,母子同服,以黄退为度。"认为胎黄湿热证可用茵陈地黄汤治疗,并当母子同服,至黄疸完全消退为止。

《医宗金鉴·幼科杂病心法要诀·黄疸门》专论阴黄:"阴黄多缘转属成,脾湿肾寒两亏生,温脾茵陈理中治,温肾茵陈四逆灵。"提出了脾虚湿甚用温脾化湿之茵陈理中汤治疗、肾亏寒湿用温肾退黄之茵陈四逆汤治疗的虚黄分证治疗方法。

2. 证治有道

胎黄临床上首先要辨别是生理性的,还是病理性的。生理性胎黄一般而言能自行消退,无须特殊治疗。但是,因新生儿黄疸血清胆红素水平是动态变化的,而且,不同的新生儿对胆红素毒性的耐受度不同,尤其是低出生体重儿或危重新生儿,他们耐受胆红素神经毒性的阈值低,即使在生理范围内的胆红素水平也有发生胆红素脑病的危险性。因此,仅仅拘泥于生理性黄疸的上限有可能造成贻误治疗。个人经验,对于这部分新生儿,尽管其血清胆红素水平目前在"正常"水平,也可给茵陈单味药每日 10g,水煎服,具有预防、治疗的双重作用。

病理性胎黄主要从八纲中的虚实、阴阳辨证。若起病急,病程短,肤黄色泽鲜明,舌苔黄腻者,常由湿热引起,表现为湿热郁蒸之阳黄,为实证。若起病较缓慢,黄疸日久不退，色泽晦暗，便溏色白，舌淡苔腻者，常因寒湿和脾阳虚弱引起，或由阳黄失治转化而来，表现为寒湿阻滞伴有虚寒之象为阴黄，多虚证。另有病程迁延不解，肝脾明显肿大，腹壁青筋显露，为瘀积发黄，古籍少有记载，但临床日益多见，其证候多虚实夹杂，以实为主。此外，若是在出生后随即黄疸急剧加深，四肢厥冷，脉微欲绝，多见于溶血性黄疸重症，为胎黄虚脱证。若黄疸迅速加重，伴有尖叫抽搐，角弓反张，见于胆红素脑病，为胎黄动风证。此皆属胎黄变证，需中西医结合治疗措施抢救。

临床胎黄以阳黄居多，治疗当以清热化湿退黄为主法，茵陈蒿汤为主方。方中茵陈为君，常用量10克，栀子则多用3克。大黄需结合其大便情况，胎便未通、便秘者可用生大黄5克，后下；胎便已通、糊状者可用熟大黄3克，不后下；大便溏泻者则不用。本证湿热蕴蒸，需据其湿、热轻重而辨证加药。其湿重者黄疸色深，不欲吮乳，肚腹作胀，舌苔腻，可加燥湿理气之苍术、厚朴、枳实，利水化湿之猪苓、泽泻、车前子；其热重者黄疸色鲜，或有发热，口渴便秘，小便深黄，舌苔黄腻，可加清热解毒之黄芩、金钱草、垂盆草，重症可加清热泻火之黄连、龙胆；兼有瘀热证象者黄疸黄黯，尿色黄浊，肝脏增大，舌边瘀紫，可早加清热化瘀之品如牡丹皮、郁金、丹参；后期热伤肝阴，两目干涩，面部潮红，口燥盗汗，需用滋阴养肝之品如北沙参、麦冬、生地黄、当归、枸杞子等。

胎黄阴黄由于寒湿阻滞，治当温中化湿退黄，茵陈理中汤为主方。方中茵陈仍为君药，但常与干姜、白术、砂仁等温中化湿药同用。脾气虚神情不振，多卧少动，加健脾益气之党参、黄芪、甘草；脾阳虚腹冷，纳呆，便溏，加温运脾阳之桂枝、苍术、益智仁；肾阳虚肢凉，泄泻清冷，软卧少动，加温补肾阳之制附子、肉桂、补骨脂；水湿不化，小便短少，肢体虚浮，加健脾利水之茯苓、猪苓、葫芦；寒湿凝滞成瘀，黄疸晦暗，肝脾肿大，加温经化瘀之桃仁、红花、川芎。

胎黄气滞血瘀证临床日渐多见，其病程迁延，而血脉瘀滞之象日显，黄疸颜色加深、色泽晦暗，肝脏逐渐肿大、变硬，肚腹膨胀，腹壁青筋显露，舌质紫暗或见瘀点。胎黄之阳黄或阴黄均可转为瘀黄，病至于此，已经难治，唯冀缓缓为功。治疗本证当行气化瘀消积，血府逐瘀汤为主方。方中仍可用茵陈，但需同时用柴胡、郁金、川芎等疏肝行气，桃仁、红花、泽兰等温经活血，重者肝大质硬加莪术、水蛭、鳖甲等破血消癥。还要照顾到患儿体质情况，如有气血不足之象，宜加黄芪、当归、地黄等益气养血。

新生儿阻塞性黄疸多由先天性胆道梗阻产生。若为肝外胆管闭锁畸形，可用葛西手术：肝门纤维块剥离，空肠回路重建，肝空肠吻合。若为肝内胆管闭锁畸形，胆红素持续在 170μmol/L（10mg/dl）以上和 120 天以上肝脏已明显硬化，则只能使用肝移植手术治疗。但是，以往也有诊断为阻塞性黄疸而采用中药利湿退黄、疏肝利胆治疗痊愈者，被认为应当是新生儿胆汁黏稠综合征而非胆管闭锁畸形者。另外，新生儿肝炎综合征采用西药抗病毒、抗生素等治疗后未效，可能有胆道炎症性部分梗阻者也可以采用中药试治。

本病变证胎黄虚脱证常见于急性溶血，来势急、病危重，以往曾有用生脉注射液、参附注射液等参与急救，但因其可能出现的副作用，已被"新生儿、婴幼儿禁用"。现在只能取其方药浓煎为汤，缓缓滴服，病欲虚脱者需采用换血疗法救治。

变证胎黄动风证常见于胆红素脑病，若是患儿血清胆红素快速升高，必须及早使用清热化湿利水退黄剂与光照疗法等治疗，如有动风先兆，可以及早使用羚羊角粉预防，必要时用紫雪治疗。

新生儿五脏六腑成而未全、全而未壮，病情变化快，疾病易虚易实。针对此病，我们除了积极治疗引起胆红素代谢异常的原发疾病，还需严密监测血清胆红素水平、评估高危因素以及正确及时甄别，及早处理危急情况，唯此才可能预防重度高胆红素血症及胆红素脑病的变证发生。

另外还需注意的是有些遗传代谢性疾病（如先天性葡萄糖醛酸转移酶缺乏症等），由于染色体异常，导致胆红素代谢途径中所需要的酶、酶诱导剂表达异常，影响胆红素的正常代谢，从而出现黄疸。另外还有基因型遗传代谢缺陷病（如半乳糖血症等），由于代谢异常造成肝细胞损害，影响肝脏处理胆红素的能力而发生黄疸。如果临床治疗效果不理想，我们需要开拓思维，考虑到是否有此类疾病的可能，及时做相关检查，这样才有利于采取治疗措施、改善预后。

第三章

新生儿硬肿症

【概述】

新生儿硬肿症是指新生儿生后不久局部甚至全身皮肤、皮下脂肪硬化和水肿的疾病。只硬不肿者称新生儿皮脂硬化症；由于受寒而致者，则称新生儿寒冷损伤综合征。新生儿硬肿症多见于寒冷季节和北方地区，也可见于夏秋炎热季节。本病多发生于胎怯儿。重症可并发肺炎、败血症，甚至肺出血等疾病而死亡。近20多年来，随着居住条件改善、新生儿转运技术及保暖技术的普及，本病发病率已显著下降。

根据新生儿硬肿症的临床特征，与儿科古籍中的胎寒、五硬证相似。如《普济方·婴儿初生门》描述胎寒的病因及症状："凡小儿胎中受寒于脏，伤动胞胎，生下不能将护，再伤风外，其候面色青白，四肢逆冷，手足颤动，似大人寒疟，或口噤不开，乃胎寒之候也。"《婴童百问·五硬》说："五硬则仰头取气，难以动摇，气壅疼痛，连胸膈间，脚手心如冰，冷而硬，此为风症难治。"指出了其主要临床症状及预后。《保婴撮要·五硬》指出其病机为"阳气不营于四末也。"《万氏家藏育婴秘诀·胎疾》指出对胎寒的治疗"宜服温补之剂。"这些论述说明古代医家对本病的病因病机、治法方药及预后等已有一定的认识。

现代对于新生儿硬肿症的研究更为深入，在病机为阳气虚衰、寒凝血涩的认识基础上，认为本病与"血瘀证"密切相关，运用温阳活血的药物治疗新生儿硬肿症取得良效。中西医结合治疗大大降低了新生儿硬肿症的并发症发生率和死亡率。

【病因病机】

新生儿硬肿症的发生有内因和外因。小儿初生，阴既未充阳亦未壮，胎怯儿先天禀赋尤其不足，阳气薄弱，为发病之内因。胎怯儿若再加护养保暖不当，复感寒邪，或罹患他病，气血运行失常，为发病之外因。亦有少数患儿由于感受温热之邪而发病。本病发病内因阳气虚衰、外因感受寒邪，血凝脉涩，病变脏腑主要在脾肾。

1. 感受寒邪

《诸病源候论·小儿杂病诸候·胎寒候》指出："小儿在胎时，其母将养取冷过度，冷气入胞，伤儿肠胃。"寒为阴邪，最易伤人阳气。先天禀赋不足之小儿，或先天中寒，或后天感寒，寒邪直中脏腑，伤脾肾之阳；或者生后感受他病，阳气受损，致外寒易着。寒凝则气滞，气滞则血凝血瘀，产生肌肤硬肿。脾阳不振，水湿不化，则见水肿。

2. 肾阳虚衰

先天禀赋不足，元阳虚弱；或寒邪直中脏腑，损伤脾肾阳气。阳气虚衰，不能温煦肌肤，营于四末，故身冷肢厥。阳虚则内寒，寒凝则气滞血瘀，致肌肤僵硬，肤色紫暗。严重者血络瘀滞，血不循经而外溢，出现皮肤瘀斑，甚至咯吐鲜血。肾阳虚衰，水湿无以温化，故见水肿。阳气虚极，正气不支，可致阳气衰亡，见气息微弱，全身冰冷，脉微欲绝之危症。

3. 热毒蕴结

少数患儿因感受温热之邪，毒热蕴结，耗气伤津，阴液不足，血脉不充，血受煎熬，运行涩滞，气血流行不畅，亦可致肌肤硬肿。此即如《医林改错·膈下逐瘀汤所治之症目》云："血受寒则凝结成块，血受热则煎熬成块。"

【临床诊断】

1. 诊断要点

（1）病史：发病处于寒冷季节，环境温度过低或保暖不当史；严重感染史；早产儿或足月小样儿；新生儿窒息、产伤等所致的摄入不足或能量供给低下。

（2）临床表现：多发病于生后 7～10 天以内。早期哺乳差，哭声低，反应低下。病情加重后体温 < 35℃，严重者 < 30℃，腋温—肛温差由正值变为负值，感染或夏季发病者不出现低体温。硬肿为对称性，依次为双下肢、臀、面颊、两上肢、背、腹、胸部等，严重时肢体僵硬，不能活动。多器官功能损害：早期心率减慢，微循环障碍，严重时休克、心力衰竭、弥散性血管内凝血（DIC）、肺出血、肾功能衰竭等。

（3）实验室检查：根据需要检测动脉血气，血糖、钠、钾、钙、磷、尿素氮、肌酐，心电图，胸部 X 线摄片。

2. 鉴别诊断

（1）新生儿水肿（表3-1）

表3-1 新生儿硬肿症与新生儿水肿鉴别表

鉴别点	新生儿硬肿症	新生儿水肿
病因	寒冷季节出生，环境温度过低或有保暖不当史；有严重感染史；早产儿或足月小样儿；窒息、产伤等所致的摄入不足或能量供给低下	有先天性心脏病、心功能不全、新生儿溶血、低蛋白血症、肾功能障碍、维生素 B_1 或 E 缺乏等；局部水肿有时见于产道挤压
病变部位	硬肿依次出现于双下肢、臀、面颊、两上肢、背、腹、胸部等处	局部如女婴会阴，或由下肢延及手背、眼睑或头皮，重者全身
局部症状	皮肤暗红或紫红，皮肤及皮下脂肪发硬，弹性消失，可硬如橡皮，有时有水肿，重压有凹陷	皮肤水肿，不硬，皮色不红

（2）新生儿皮下坏疽（表3-2）

表3-2 新生儿硬肿症与新生儿皮下坏疽鉴别表

鉴别点	新生儿硬肿症	新生儿皮下坏疽
病因	寒冷季节出生，环境温度过低或有保暖不当史；有严重感染史；早产儿或足月小样儿；窒息、产伤等所致的摄入不足或能量供给低下	常有难产或产钳产史
病变部位	硬肿依次出现于双下肢、臀、面颊、两上肢、背、腹、胸部等处	多发生于身体受压部位（枕、背、臀）和受损部位
局部症状	皮肤暗红或紫红，皮肤及皮下脂肪发硬，弹性消失，可硬如橡皮，有时有水肿，重压有凹陷	皮肤发硬，略红肿，迅速蔓延。病变中央转为软化，呈暗红色。逐渐坏死，形成溃疡，可融合成大片坏疽

【辨证论治】

1. 辨证要点

（1）辨别虚寒：本病的病理因素以虚、寒夹瘀为主，少数可由热毒壅盛、凝血成瘀所致。临床须辨别虚、寒、瘀孰轻孰重。患儿全身冰冷、僵卧少动、反应极差之重症多属脾肾阳气虚衰，夹有瘀滞；患儿反应尚可、全身欠温、四肢发凉、肌肤硬肿之轻症多属寒凝血涩，瘀滞较重。

（2）辨别轻重：本病可分为轻度、中度和重度，根据体温、硬肿范围及全身情况等来区分。（表3-3）

表3-3　新生儿硬肿症病情分度表

分　度	体　温		硬肿范围	器官功能改变
	肛温（℃）	腋—肛温差		
轻　度	≥35	正值	＜20%	无或轻度功能低下
中　度	＜35	0或正值	20%～50%	功能损害明显
重　度	＜30	负值	＞50%	功能衰竭 DIC，肺出血

注：硬肿范围估算：头颈部20%，双上肢18%，前胸及腹部14%，背部及腰骶部14%，臀部8%，双下肢26%。

（3）辨别危症：若患儿面青发搐、心腹硬急或口鼻流出鲜血，属于危症。

2. 治疗原则

治疗新生儿硬肿症以温阳祛寒，活血化瘀为基本法则。根据临床证候不同，阳虚者宜温补脾肾，脾肾阳气恢复则寒邪不易入侵；寒甚者宜散寒通阳；血瘀者宜行气活血；若为热毒壅结者则宜清热解毒化瘀。

治疗新生儿硬肿症还应注意内服药与外治法配合使用，如配合复温、外敷、推拿等方法以增进疗效，重症患儿应中西医结合治疗以降低死亡率。

3. 证治分类

（1）阳气虚衰

证候 患儿全身冰冷，僵卧少动，昏昏嗜睡，气息微弱，哭声低怯，仰头取气，关节不利，吸吮困难，面色苍白，肌肤板硬而肿，范围波及全身，皮肤暗红，尿少或无，唇舌色淡，指纹浅红不显。

辨证 本证患儿多为早产儿，体质虚弱，元阳不振。患儿全身冰冷，僵卧少动，气息微弱，均显示阳气虚衰之征兆。阳气虚衰，风寒凝滞，经脉不通则面色苍白，肌肤板硬而肿。本证多属重症，易因阳气无力御邪导致肺炎，或因虚寒而血脉失摄导致肺出血之危症。

治法 益气温阳，调和气血。

方药 参附汤加味。常用人参、炙黄芪补益元气；制附子（先煎）、巴戟天温补肾阳；桂枝、丹参、当归温经活血。

肾阳虚衰全身冰冷，僵卧少动者，加鹿茸（研末，冲服）补肾壮阳；口吐白沫，呼吸不匀者，加僵蚕、石菖蒲、制天南星化痰开窍；血瘀明显者，加桃仁、红花、赤芍活血化瘀；肌肤肿胀，小便不利者，加茯苓、猪苓、生姜皮利水消肿。

（2）寒凝血涩

证候 面色紫暗，全身欠温，四肢发凉，硬肿多局限于臀、臂、面颊等部位，皮肤不易捏起，色暗红，青紫，或红肿如冻伤，严重者口鼻出血，唇色黯红，指纹紫暗。

辨证 本证一般为体弱小儿中寒而致，多发生于寒冬季节，病情相对较轻。临床表现以全身欠温，四肢发凉，皮肤暗红青紫为主，硬肿部位比较局限。

治法 温经散寒，活血通络。

方药 当归四逆汤加减。常用桂枝、川芎、细辛温经散寒；当归、红花、桃仁、丹参活血化瘀；白芍和血。

硬肿甚者，加郁金、鸡血藤活血通络；呼吸气弱者，加人参、炙黄芪补气；寒甚四肢凉者，加制附子（先煎）、生姜温阳散寒；腹胀气滞者，加木香、乌药行气助运。

（3）热毒蕴结

证候 发热烦躁，面红气粗，肌肤硬肿紫红，尿短赤，严重者不哭、不食、少动、鼻窍出血，唇色紫红，指纹淡滞。

辨证 本证主要见于感染所致的硬肿，发病率低，无明显季节性。临床以发热、烦躁、面红、气粗，肌肤硬肿、色紫红为特征。

治法 清热解毒，活血化瘀。

方药 黄连解毒汤加减。常用黄连、黄芩、栀子清热解毒；川芎、赤芍、红花活血化瘀；人参、茯苓、黄芪益气扶元。该方多苦寒之品，易伤脾胃，对于新生儿应注意中病即止。

【其他疗法】

1. 中药成药

（1）复方丹参注射液：每支 10mL（含丹参、降香各 10g）。每次 2mL，加入 10% 葡萄糖注射液 20mL 中静滴，1 日 1 次，7～15 日为 1 个疗程。用于各种证型。

（2）盐酸川芎嗪注射液：每支 2mL（40mg）。6～10mg/（kg·d），最大不超过 20mg/d，加入 10% 葡萄糖注射液 80～100mL，静脉滴注，1 日 1 次，10 日为 1 个疗程。用于各种证型。

2. 药物外治

（1）新鲜韭菜 200～250g，清水 2500～3000mL，煮沸至韭菜熟而发黄，待其降温至 40℃～42℃备用。在 26℃～28℃室温中将患儿放入韭菜水中沐浴，除患儿头部外，身体其他部分均浸泡在韭菜水中，并用煮熟变软的韭菜揉摩皮肤，硬肿部位着重按摩，洗浴 5～10 分钟，水温下降至 37℃～38℃时即抱起患儿，擦干身体，包好取暖。1 日 1～2 次。

（2）鲜橘皮 120g，藏红花 30g。煎成水剂，盛在盆中，水温保持在 38.5℃～40℃。将患儿浸泡盆中，15～20 分钟后抱起患儿擦干身体，置于预热至 32℃～34℃保温箱中，用国产 600W 的红外线灯照射硬肿处，灯管距皮肤 30～50cm，边照边按摩。每次 15～30 分钟，1 日 1 次。

（3）活血化瘀油膏（当归、红花、川芎、赤芍、透骨草各 15g，丁香 9g，制川乌、制草乌、乳香、没药各 7.5g，肉桂 6g，研末与凡士林 1000g 配成），用温水洗净硬肿部位，涂抹活血化瘀油膏适量，以手轻揉按摩 10～15 分钟，4 小时 1 次。冬天油膏须加热后再用。

3. 针灸疗法

（1）温灸：硬肿局部用艾条温灸。1日1～2次。

（2）针刺：关元、气海、足三里，针后加灸。1日1次。

4. 推拿疗法

万花油推拿法：万花油含红花、独活、三棱等20味药，功效为消肿散瘀、舒筋活络。抚法、摩法、搓法可理气和中，舒筋活血，散寒化瘀，兴奋皮肤末梢神经，扩张毛细血管，使血液向周身回流，改善皮肤温度。具体方法：

（1）双下肢肿胀明显用抚、摩两法。患儿置于成人怀中，盖好被。抚法：施术者以手指腹和鱼际肌涂上万花油，手掌略弯曲，让5个指腹、掌根部及鱼际肌接触患儿皮肤，轻飘地抚双下肢，由下而上5～7遍。再行摩法：用拇指鱼际肌涂上万花油，对肿块逐个地轻揉，节奏缓慢地盘旋摩动，着力均匀，使患部有微热感。再施抚法2～3遍，结束推拿。注意勿将皮肤擦伤。每4小时1次。

（2）整个双下肢似硬橡皮状伴有水肿用抚、搓两法。患儿置成人怀中，抚法同上述。抚法完后施搓法：用手掌涂万花油，在患儿下肢来回搓动，并上下揉动，力要均匀，速度宜缓，皮肤稍有热感，再施抚法。每4小时1次。

5. 复温疗法

复温是治疗新生儿硬肿症的重要措施。方法有多种。轻者（体温34℃～35℃）可放在25℃～26℃室温中，置热水袋，使其逐渐复温。重者（体温≤33℃）可先在远红外辐射热保暖床快速复温，或暖箱复温，先以高于患儿体温1℃的温度开始复温，然后每1小时提高箱温0.5℃～1℃，待体温正常箱温设置在患儿所需的适中温度。复温时监护血压、心率、呼吸等，定时检测肛温、腋温、腹壁皮肤温度及环境温度（室温和暖箱温度）。

【**防护康复**】

1. 预防

（1）做好孕妇保健，尽量避免早产，减少胎怯儿的产生。

（2）严冬季节出生的小儿应注意保暖，事先提高室温，准备好干热绒毯，待小儿一出生即包裹御寒。

（3）出生后1周内的新生儿，应经常检查皮肤及皮下脂肪的软硬情况，加强消毒隔离，防止或减少新生儿感染的发生。

2. 调护

（1）对胎怯儿要做好保暖工作。耐心喂养，供给充分热量，使身体产热而复温。能吸吮者，尽量母乳喂哺和口服补液。

（2）对吸吮力差者，可用滴管或鼻饲，必要时静脉点滴10%葡萄糖注射液。

（3）若有肺炎、败血症等并发症者，同时积极治疗。

3. 康复

（1）患儿硬肿消退后，仍需继续给予温阳类中药调理，增强体质。

（2）继续做好防寒保暖、预防感染工作。

【审思心得】

1. 循经论理

《灵枢·本脏》云："卫气者，所以温分肉，充皮肤，肥腠理，司关合者也……卫气和，则分肉解利，皮肤调柔，腠理致密矣。"说明卫表阳气调和，是皮肤调柔、分肉解利的基础。初生小儿"稚阳未充、稚阴未长"（《温病条辨·解儿难》）的生理特点突出，《普济方·婴儿初生门》说："凡小儿胎中受寒于脏，伤动胞胎；生下不能将护，再伤风外。"则产生"胎寒"的种种证候。所以，《医宗金鉴·幼科杂病心法要诀·五硬》说："阳气不营成五硬，仰头取气难动摇，手足强直冷如冰，气壅胸膈牵连痛。"古代医家的这些论述使我们对新生儿硬肿症有了明确的认识，即先天元阳未充、后天受寒伤风，以致皮肤、肌肉失于调养而不柔是其主要病因病机。《灵枢·痈疽》云："寒邪客于经络之中，则血泣，血泣则不通……"为本病的血凝而瘀机理提供了理论依据。《保婴撮要·五硬》又说："今手足冷而硬者，独阴无阳也，故难治。"认为病情重者阳气衰败则难治。

关于本病的治疗，《万氏家藏育婴秘诀·胎疾》指出对于胎寒"宜服温补之剂。"《幼科铁镜·辨胎寒》提供了"治宜用理中汤加附子"的内治法，和"先于精灵、威灵二穴对拿紧，并将昆仑穴拿紧，其声稍出，即用十五元宵火断之。"的推拿治法。

《医宗金鉴·幼科杂病心法要诀·五硬》则提供了温经疏风散寒的小续命汤，疏风顺气散寒的乌药顺气散，疏肝健脾通阳的加味六君子汤等方药，均可供临床辨证选用。

2. 证治有道

新生儿硬肿症的病理因素以虚、寒、瘀为主。虚为阳气虚，是内因、主因；寒为外感六淫之寒，是外因；瘀为阳虚、外寒或邪热形成的病理产物，并影响病情进展的次生病因。所以，本病病机以虚为本，以实为标，常虚实夹杂。临床辨证，主要辨别虚、寒、瘀孰轻孰重，且必须注意到，虚、寒、瘀并非一成不变，常互相转化与兼杂。阳虚者内寒，更易感阴寒之邪，可致重症；寒邪外袭，易伤阳气，亦可由实转虚；阳虚寒凝致生血瘀，气血运行受阻，水湿不化，故肌肤质硬、水肿，范围广而重；外感寒邪所致之血瘀、硬肿，仅以阳气难以外达为主者，病情较轻。

本病治疗原则：阳气亏虚当温阳化气，离照当空则阴霾自散；外寒侵袭当祛风散寒，寒邪外逐则元阳自安；络脉瘀滞当活血通络，血畅瘀化则硬肿自消。还要注意到，本病以虚寒证居多，活血化瘀药宜取温通之品为主，仅少数属热蕴血凝者才取清热活血之法。初生儿气血未充，脏腑娇嫩，脾胃薄弱，选方用药需精简而力专，尽快使阳复寒祛、气行瘀散，温阳、逐寒、化瘀药物均不可过剂，中病后必须减其剂以助康复。

阳气虚衰证治以益气温阳，调和气血，参附汤为主方。益气当用红参，其性温，大补元气、温通血脉，每日用量 3 ～ 5g。温阳首选附子，其性热，为回阳救逆第一要药，每日用量 1 ～ 3g。附子有毒，必须用制附子、久煎，对胎怯儿只能用小剂量，中病即止，不宜久用。肾阳衰者可加鹿茸 0.3g，研为细末、水调服，以助补肾壮阳。肢体回暖、硬肿消减后可由温肾壮阳改为温运脾阳为主，予理中丸加减，给党参、茯苓、白术、干姜、砂仁、益智仁、炙甘草等。另外，方中可加用通阳之桂枝、细辛，补肾之熟地黄、巴戟天，活血之当归、红花等。服药困难者可以药物浓煎，用滴管频频滴入患儿口中。

寒凝血涩证治以温经散寒，活血通络，当归四逆汤为主方。当归养血活血，是为君药，用量需大，可取 5g。桂枝辛温，通阳祛寒，同为要药，可取 2 ～ 3g。温卫和营，可取白芍、甘草、生姜、大枣与桂枝相合；温阳散寒，可加细辛、川芎，重者加干姜、制附子；益气健脾，可加黄芪、党参；活血化瘀，可增桃仁、红花；通络散结，可增僵蚕、郁金。水肿、小便不利者，加生姜皮、玉米须通阳利水。皆当随证配伍。

热毒蕴结致硬肿证偶有所见，治病求本，还是要以清热解毒为主，配以活血化瘀。其热在肺卫者，可予金银花、连翘、薄荷、白芷等清宣肺热；热毒炽于三焦者，当给黄连、黄芩、栀子、大黄等清热败毒。同时注意，凉血化瘀，加丹参、生地黄、牡丹皮；气阴已伤，加人参、玄参、麦冬。如有血热妄行之鼻衄、肌衄，则加水牛角、仙鹤草、白茅根等凉血止血。

新生儿硬肿症治疗除辨证口服汤剂外，需中西医结合采用多种疗法以增加疗效。复温疗法对于本病至为重要，轻者可置于母怀中取暖，重者应放入暖箱中逐步复温。同时，可采取推拿、药浴及药物涂敷等配合治疗，起到温卫暖肤、活血消肿作用，但治疗中需注意初生儿皮肤薄嫩，手法须轻柔，以防硬肿部位破损而引起感染。重症患儿常伴有多脏器损害，需积极给予西医抢救以降低死亡率。

第四章

蛔虫病

【概述】

蛔虫病是似蚓蛔线虫（简称蛔虫）寄生于人体肠道所引起的一种寄生虫病，是小儿最常见的肠道寄生虫病之一，临床以反复发作的脐周疼痛，时作时止，饮食异常，大便下虫或粪便镜检有蛔虫卵为主要特征。

本病无明显季节性。男女老幼均可感染本病，但小儿由于脾胃薄弱，未养成良好的卫生习惯，故感染率高于成人，尤多见于 3～10 岁的儿童。农村感染率高于城市，发病与粪便污染和卫生习惯不良有密切关系。近 20 多年来，随着人们生活水平的提高，卫生知识的普及，全国学校贯彻肠道感染综合防治方案，农村厕所改造，感染率逐渐下降，发病率显著降低，2019 年全国 31 个省（直辖市、自治区）的土源性线虫病国家监测点（县）抽样调查，人群蛔虫感染率为 0.36%，且绝大部分为轻度感染。

古代将蛔虫又称为"长虫""蛟蛕""蛕虫""蚘虫"。如《素问·咳论》曰："胃咳之状，咳而呕，呕甚则长虫出。"《灵枢·厥病》说："肠中有虫瘕及蛟蛕……心肠痛，悗作痛，肿聚，往来上下行，痛有休止，腹热喜渴，涎出者，是蛟蛕也。"肠蛔虫病可引起并发症，常见如《灵枢·厥病》所说"虫瘕"（蛔虫性肠梗阻）和《金匮要略·趺蹶手指臂肿转筋阴狐疝蚘虫病脉症治》所说之"蚘厥"（即蛔厥，胆道蛔虫症）。

蛔虫病有不同表现，轻者可无症状，或仅见脐周时有疼痛；久则耗伤小儿气血，面黄肌瘦，形成蛔疳；重者可能出现并发症，如蛔厥、虫瘕，需积极救治。

【病因病机】

蛔虫病主要通过粪口传播蛔虫卵所致。其病位主要在脾胃、肠腑，可影响至胆腑。由于小儿未形成良好的卫生习惯，双手接触不洁之物后，吮吸手指，以手抓取食物，或食用未清洗干净的生冷瓜果，或饮用不洁之水，或尘土中的蛔虫卵经口鼻吸入口中，以致食入虫卵，引发本病。此外，饮食不节，过食生冷肥甘，损伤脾胃，积湿成热或素体脾胃虚弱，均可为蛔虫滋生创造有利条件。如《景岳全书·诸虫》所说："或由湿热，或由生冷，或由肥甘，或由滞腻，皆可生虫……然以数者之中，又惟生冷生虫为最。"指出乱吃生冷不洁之物为最常见的病因。

现代研究表明，误食感染性蛔虫卵后，大多数被胃酸杀灭，少数蛔虫卵进入小肠孵化为蚴虫，蚴虫侵入肠壁静脉，经血管移行于肝、心、肺，再经咽喉吞下，在小肠内发育为成虫。成虫寄生肠道而产生本病的一系列病理变化。

1. 虫踞肠腑

蛔虫成虫寄踞肠内，频频扰动，致肠腑不宁，气机不利。小肠盘复于腹内中部，故腹痛多发生在脐周，虫静则疼痛缓解、虫动则引起腹痛。蛔虫扰动胃腑，胃气上逆，则见呕恶、流涎；蛔虫上窜，随胃气上逆，可形成吐蛔。虫踞肠腑，劫取水谷精微，损伤脾胃，脾失健运，积滞不化，则食欲异常，饮食不荣肌肤而见消瘦。重者面黄肌瘦，精神疲乏，甚至肚腹胀大，四肢瘦弱，便发展为蛔疳。虫聚肠内，脾胃失和，内生湿热，熏蒸于上，可见患儿夜卧不安龄齿、面部白斑、白睛蓝斑、嗜食异物等症。

2. 虫窜胆腑

蛔虫好动而尤喜钻孔，当受到某些刺激，如寒温不适或食糜异常，使蛔虫受扰，则更易在肠腑中窜动。若蛔虫上窜，钻入胆道则发生蛔厥。虫体阻塞胆道，气机不利，疏泄失常，表现为右上腹部剧烈绞痛，伴有呕吐，或为胆汁、或见蛔虫，甚则肢冷汗出，形成"蛔厥"之证。正如《金匮要略·趺蹶手指臂肿转筋阴狐疝蚘虫病脉症治》中说："蚘厥者，当吐蚘，令病者静而复时烦，此为脏寒，蚘上入膈，故烦。须臾复止，得食而呕。又烦者，蚘闻食臭出，其人当自吐蚘。"

3. 虫聚成瘕

蛔虫性喜团聚，若大量蛔虫壅积肠中，互相扭结，聚集成团，可致肠道梗阻，格塞不通，形成虫瘕。肠腑气机阻塞，不通则痛，故腹痛剧烈，腹部扪之有条索状物；胃失通降，腑气上逆，而见恶心呕吐和大便不通。

【临床诊断】

1. 诊断要点

（1）病史：可有大便排虫或呕吐蛔虫史。

（2）临床表现：脐周疼痛，乍作乍止。腹部按之可有条索状物或团块，轻柔可散。可有嗜食异物，或病久者形体消瘦等症。

若有阵发性剧烈腹痛，伴恶心呕吐，甚或吐出蛔虫者，需注意变证发生。蛔厥者，腹痛位于剑突下、右上腹，可伴有畏寒发热，甚至出现黄疸；虫瘕者，腹痛位于脐腹部，腹部可扪及虫团，按之柔软可动。

（3）实验室检查：①大便病原学检查：应用直接涂片法或厚涂片法或饱和盐水浮聚法检出粪便中蛔虫卵，可以确诊。但粪检未查出虫卵也不能排除本病。②必要时可采用血清学检测蛔虫抗原或特异性抗体。

（4）应用高频率超声结合饮水能非常清晰显示肠腔及肠壁黏膜结构和肠内容物，对肠道蛔虫有特异、典型声像图征象。

2. 鉴别诊断

（1）与以腹痛为主症的其他病证鉴别：如食积腹痛见脘腹胀满疼痛，拒按，腹痛欲泻、泻后痛减，伴其他积滞证候；中寒腹痛见腹痛阵发，得温则舒，伴小便清长，大便稀溏等症。这些腹痛证候都没有排虫或腹部扪及虫团等症状，实验室及超声检查也不能查及蛔虫证据。

（2）与以腹痛为主症的急腹症鉴别：在准确评估腹痛程度基础上，结合病史、伴随症状、体格检查，以及必要的血、粪、尿检查，彩超、X线摄片等辅助检查作出鉴别。

【辨证论治】

1. 辨证要点

（1）辨腹痛部位：肠蛔虫证与蛔厥、虫瘕在腹痛部位上有所不同，应结合腹部切诊分辨。肠蛔虫证一般以脐周疼痛为主，按之可有条索状感，无明显压痛；蛔厥剑突下、右上腹突然发生阵发性剧烈绞痛，并放射至右肩胛部及腰背部；虫瘕疼痛部位可因阻塞部位不同而有别，按之可及大小不等的条索状或团块状物，其形状与部位可有变化。

（2）辨腹痛程度：肠蛔虫证腹痛轻重不一，乍作乍止；蛔厥为阵发剧烈绞痛，可致哭叫翻滚，屈体弯腰，以拳顶按痛处，而在疼痛缓解时，患儿可嬉戏如常；虫瘕腹痛为持续而阵发性加重，起病急剧，疼痛较剧，但腹部无肌强直。

（3）辨病情轻重：须结合全身症状来分辨。肠蛔虫证病情轻者全身症状轻微，甚至可无明显症状；严重者有腹痛频作、烦躁不安、龄齿易惊等症状，并可发展至疳证，形体消瘦，甚至智力迟钝、发育障碍等。

2. 治疗原则

（1）驱蛔杀虫：是治疗蛔虫病的主要方法。各种证候均以驱蛔杀虫为治本之法。驱下蛔虫法在患儿无腹泻时均可同时配合使用，尤其是蛔厥证、虫瘕证，加用通下驱蛔可提高疗效。

（2）安蛔止痛：适用于蛔虫致腹部剧烈疼痛诸症，为治疗蛔虫病的应急措施。本法依据蛔虫"得酸则静，得辛则伏，得苦则下"的特性，以酸、苦、辛药合用，使虫静下行，疼痛可缓。注意：安蛔止痛忌食甜药。可配合针灸止痛、推拿止痛。若是蛔厥证、虫瘕证发展到胆腑、肠道完全性梗阻，则需要采用手术治疗。

（3）调理脾胃：用于患儿驱虫之后，或多次驱虫无效之患儿再驱虫之前，特别是脾虚体质者。健脾益气改善全身状况减轻机体所受伤害利于驱杀蛔虫；清利湿热调整内环境可使之不利于蛔虫的繁殖和生长。临床须根据患儿体质及证候的差异分别论治调理之法。

3. 证治分类

（1）肠腑蛔虫

证候　脐周疼痛，乍作乍止，按之无明显压痛、可有条索感；胃脘嘈杂，食欲异常，嗜食异物，夜卧不安，龄齿易惊，恶心流清涎；重者形体消瘦，面色萎黄，肚腹胀大，青筋显露；大便不调或便下蛔虫。舌苔或薄或腻或见花剥，舌质红，舌面布红色刺点。

辨证　本证因虫踞肠腑直接影响胃肠纳食及传导功能，气机阻滞故以脐周疼痛等诸多脾胃症状为要。若病程较长或虫数过多则见体瘦面黄等疳证证候。本证轻证亦有无明显临床症状者，可以实验室检查协助诊断。

治法 以驱蛔杀虫为主，酌情配合调理脾胃。

方药 驱虫以使君子散加减。常用使君子、芜荑、苦楝皮杀虫驱蛔，调理脾胃；槟榔杀虫下虫；甘草调和诸药。也可用使君子或苦楝皮单方驱杀蛔虫。

腹胀满，大便不畅加大黄、青皮或玄明粉（冲入）杀虫泻下；腹痛明显加川楝子、木香、延胡索行气止痛；湿热较甚，纳呆，舌苔黄腻，加藿香、佩兰、栀子清化湿热；呕吐加竹茹、生姜降逆止呕。

驱虫之后，常继服健脾和胃之剂，用异功散或参苓白术散加减。

若患儿出现发热、咳嗽、哮喘、血中嗜酸性粒细胞明显增高时，应考虑蛔蚴移行症的可能，可先按咳嗽、哮喘证治，同时给予驱虫。

（2）蛔厥（胆道蛔虫症）

证候 有蛔虫病史。剑突下、右上腹（即胃脘靠右胁下）突然发生阵发性剧烈绞痛，哭叫打滚，曲体弯腰，以拳顶按痛处，面色苍白，汗出淋漓，疼痛有时可暂行缓解，缓解后患儿嬉戏如常。或伴恶心呕吐，有的可吐出蛔虫。常反复发作，或呈发作持续状态；或伴畏寒发热，甚可见黄疸。舌苔黄腻，脉滑数或弦数。

辨证 本证由蛔虫上窜，钻入胆道，气机逆乱所致。以剑突下、右上腹阵发剧烈绞痛或伴恶心呕吐为主症，结合患儿本有虫踞肠腑即可诊断。

治法 安蛔定痛，继则驱虫。

方药 乌梅丸加减。常用乌梅味酸安蛔止痛，细辛、椒目辛能伏蛔，黄连、黄柏苦能下蛔，配伍使用，辛开苦降，和中止呕。干姜、制附子（先煎）、桂枝暖中散寒以安蛔；当归、党参扶持正气；延胡索、白芍行气缓急止痛。

疼痛剧烈加木香、枳壳行气止痛；兼便秘腹胀加大黄（后下）、玄明粉（冲入）、枳实通便驱虫；湿热壅盛，胆汁外溢，发热，黄疸，去干姜、制附子、桂枝等温燥之品，酌加茵陈、栀子、郁金、黄芩、大黄、枳壳清热利湿，安蛔退黄。若确诊为胆道死蛔，不必安蛔，可直接予大承气汤加茵陈利胆通腑排蛔。

（3）虫瘕（蛔虫性肠梗阻）

证候 有蛔虫病史。突然阵发性剧烈腹痛，伴频繁呕吐、可吐出蛔虫，便秘，腹胀，腹部可按及大小不等、部位不定的条索状或团状包块，按之有活动性，腹部多柔软，压痛不明显。

辨证 本证以脐腹剧痛，伴呕吐、便秘，腹部条索或团状柔软包块可移动，为辨证要点。先有肠蛔虫证病史，因成虫较多扭结成团，阻塞肠腔而形成。

治法 通腑散结，驱蛔下虫。

方药 驱蛔承气汤加减。常用大黄（后下）、玄明粉（冲入）、枳实、厚朴行气通腑散蛔；乌梅味酸制蛔，使蛔静而痛缓；椒目味辛以驱蛔，性温以温脏祛寒；使君子、苦楝皮、槟榔驱蛔下虫。

若虫瘕阻塞不全，尚可排少量大便；完全阻塞则大便不下，腹痛及呕吐较重，并可能出现阴伤，甚至阴阳气不相顺接，阳气外脱。早期可先考虑药物、推拿等法治疗，若梗阻不得缓解，出现腹硬、压痛、腹部闻及金属样肠鸣或气过水声，是为肠闭（完全性肠梗阻），应及时手术治疗。

【其他疗法】

1. 中药成药

（1）化虫丸：每袋6g。每服1岁1.5g，＞2岁2～6g，1日1～2次，空腹或睡前服。用于肠腑蛔虫证。

（2）使君子丸：小蜜丸，每30丸重3g。每服1岁10粒、2岁15粒、3岁20粒，1日1次。温开水化，空腹服，服药4小时后方可进食。用于肠腑蛔虫证。

2. 单方验方

（1）使君子仁：文火炒黄嚼服，每岁每日1～2粒，最大剂量不超过20粒。晨起空腹服，连服2～3日。服时忌进热汤热食。服后2小时后可加生大黄3g泡水服以导泻下虫。用于肠腑蛔虫证。

（2）苦楝皮：一般干品用量为6～10g，鲜品不超过20g，加水煎30分钟。晨间空腹顿服，可连服3天。因本品有毒，不宜过量持续服用。用于肠腑蛔虫证。

3. 药物外治

新鲜苦楝皮200g，全葱100g，胡椒20粒。共捣烂如泥，加醋150mL，炒热，以纱布包裹，热熨腹部，以痛减为度。用于肠蛔虫证腹痛。

4. 针灸疗法

（1）迎香透四白、胆囊穴，后刺内关、足三里、中脘、人中。强刺激，泻法。用于蛔厥证。

（2）天枢、中脘、足三里、内关、合谷。强刺激，泻法。用于虫瘕证。

5. 推拿疗法

（1）蛔厥证：用于频繁发作但病程在1周内，且无高热、黄疸者。操作方法：治疗前10～30分钟肌注阿托品0.2～0.3mg，患儿屈膝仰卧于检查台上，腰背部适当垫高，操作者立于患儿右侧，右手拇指涂上液状石蜡后连续按摩患儿右上腹，相当于胆囊投影区部位3～5次（促使胆囊收缩），然后由胆囊区沿肋缘下向左上方挤压达到剑突，再由剑突右侧垂直向下按压达脐旁，反复按摩3～5次，约5分钟。当患儿剧烈腹痛突然缓解，再次挤压无不适反应时停止。无效者可再次推压，如经3次推压治疗仍未成功，表明蛔虫已死于胆道，不宜再用此法。病程超过1周且具有其他并发症及有胆道手术史者禁用此法。

（2）虫瘕证：先让患儿口服植物油50～100mL，1小时后开始按摩腹部。术者站在患儿右侧，在患儿腹部涂滑石粉后，用右掌心贴住腹部皮肤，以脐为中心，由轻至重顺时针方向按摩，如虫团松动，但解开较慢，可用手捏法帮助松解。一般经过30～40分钟按摩后，虫团可散开，腹痛和压痛明显减轻，梗阻缓解。

【防护康复】

1. 预防

（1）养成良好卫生习惯。勤剪指甲，饭前便后洗手，不吸吮手指，不吃未洗净的瓜果和生菜，不饮用生水，减少虫卵入口的机会。

（2）不随地大便。改进卫生设施，做好粪便管理，保持水源及食物不受污染，切断传播途径。

2. 调护

（1）注意饮食卫生。饮食宜清淡，多食新鲜蔬菜，少食或忌食辛辣、煎炸及肥腻等生湿助热之品。

（2）口服驱虫药宜半空腹，服药后保持大便通畅，观察排虫情况。服驱虫药后如有反应及时处理。

3.康复

（1）驱虫后如脾胃虚弱继续调理。

（2）形成良好的卫生习惯，避免重复感染。

【**审思心悟**】

1.循经论理

我国古代对于蛔虫病的记载很早，《黄帝内经》已经有"长虫""蛟蛕"等关于肠道蛔虫和"虫瘕"变证的记述，《金匮要略》有关于"蚘厥"证候治法的介绍。

《诸病源候论·九虫病诸候》对于蛔虫的形态及病状更有详细的描述："蛔虫者，是九虫内之一虫也。长一尺，亦有长五六寸。或因脏腑虚弱而动，若因食甘肥而动。其发动则腹中痛，发作肿聚。来去上下，痛有休息，亦攻心痛。口喜吐涎及吐清水，贯伤心者则死。"

关于蛔虫病的病因，古代医家认为与小儿脾胃薄弱和饮食因素有关。《幼幼集成·虫痛证治》说："小儿脾胃虚弱，多食甘肥生冷，留而为积，积化为虫。"《景岳全书·诸虫》强调各种病因中"又惟生冷生虫为最"。并说："凡脏强气盛者，未闻其有虫，正以随食随化，虫自难存；而虫能为患者，终是脏气之弱，行化之迟，所以停聚而渐致生虫耳。"《小儿药证直诀·虫痛》也强调"小儿本怯者，多此病"。《推求师意·妇人门》则认为脾胃湿热者为虫踞肠间创造了有利的生存条件更易于生虫："湿热生虫，譬之沟渠污浊积久不流，则诸虫生于其中。"

蛔虫病的辨证治疗，《幼幼集成·虫痛证治》说："小儿虫痛，凡脾胃怯弱者，多有此症。其攻虫取积之法，却又未可常用。及取虫之后，速宜调补脾胃。或集成肥儿丸，或乌梅丸，或六君子汤多服之。以杜虫之复生。"提出了在不同阶段应采用攻虫取虫、温脏安蛔、调补脾胃的不同治法与方药。追溯治虫良方，杀虫驱蛔方有《太平惠民和剂局方》化虫丸、《证治准绳·幼科》使君子散等，健脾杀虫方有《太平惠民和剂局方》肥儿丸，温脏安蛔方有《金匮要略》乌梅丸，健脾消积方有《幼幼集成》集成肥儿丸等。还有杀虫单方的应用，如《推求师意·小儿门》谓："蛔虫……诸杀虫药皆可疗，使君子尤良。"《幼幼集成·虫痛证治》推荐苦楝皮"诚天下打虫第一神方"。历代医籍给我们提供了治疗蛔虫病的大量方药。

2. 证治有道

蛔虫病的治疗，主要分为肠腑蛔虫本证，蛔厥、虫瘕变证两类辨证论治。

肠腑蛔虫以杀虫驱蛔为治疗主法。使君子仁文火炒黄嚼服味甘可口，患儿依从性好，是一个既能杀虫又可健脾的良方，值得推荐应用。需要注意的是，因为使君子味甘，容易生虫，若是已被虫蠹蚀空，则不会再显其效。苦楝皮是又一杀虫良药，效力强于使君子，但性味苦寒，有毒，用量必须控制，过量或持续服用可引起中毒。驱杀蛔虫的中成药不多，化虫丸（鹤虱、玄明粉、大黄、苦楝皮、雷丸、牵牛子、槟榔、芜荑、使君子去壳）、使君子丸（使君子、天南星、槟榔）可供选用。应用中药驱蛔要注意：①要掌握用药剂量，不可过大。尤其如鲜苦楝皮，既往有群众自取用量过大引起中毒甚至死亡的报道。②一般服用疗程2天，不要连续服用，慎防中毒。③患儿本身有肝肾功能不全者需慎用。④服驱蛔药后要观察大便是否排出蛔虫，若是大便干秘者要加服泻药以助排虫。因中药驱虫药如槟榔之槟榔碱、使君子之使君子氨酸钾、苦楝皮之川楝素类等有效成分均有抑制、麻痹虫体作用，若是不能及时排出，蛔虫便可能自行恢复生机。⑤患儿脾胃虚弱者可先补益脾胃改善体质而后驱虫，或者采用健脾与驱虫兼施的治法，驱虫药应用后也要及时调理脾胃。

蛔厥过去在农村儿童蛔虫病高发时曾属最常见的急腹症之一，笔者21世纪70年代在农村基层医院工作曾接触处理很多。临床体会，仲景乌梅丸治疗蛔厥确有疗效，但往往需用药2、3日以上症状方能逐步缓解。柯琴《伤寒来苏集·伤寒附翼》说："蛔得酸则静，得辛则伏，得苦则下。"乌梅丸是一首酸、苦、辛并用，寒、温兼施之方，因而取其方意，简化基本药物为乌梅、蜀椒、黄连、白芍四味。再仿《通俗伤寒论》连梅安蛔汤意，加槟榔、苦楝皮杀虫驱蛔；破宜安蛔不可下蛔之戒，加用既增进肠蠕动也促进胆道运动的大黄、玄明粉通下驱蛔。组方名乌梅承气汤，常用药：乌梅6～10g，蜀椒3～6g，白芍6～10g，黄连2～4g，槟榔10～12g，苦楝皮10～12g，大黄5～10g（后下），玄明粉5～10g（冲）。显著缩短了腹痛缓解时间，并常取得同时排出大量蛔虫的效果。同时体会，用药也要随证变化，如蛔厥初起多见为寒厥，可减用寒药，多用温通；1、2天后往往寒热夹杂，则寒温兼施；再后可能病证化热，则当增加清泄少阳之品。

虫瘕属于蛔虫量多时的常见急腹症，来诊时同样病势急迫。作者亦以乌梅承气汤为主方治疗，且常重用通腑之品，配合推拿治疗，对于多数属于肠道不完全梗阻者效果满意。

以上肠蛔虫证及蛔厥证、虫瘕证中医药治疗均具有一定的特色和优势。但也需要密切观察病情变化：①若胆道蛔虫病经内科保守治疗48小时后腹痛不见缓解反而加剧，或伴有黄疸，或有明显腹膜炎体征，或畏寒发热、血压下降者，或蛔虫钻入胰管造成急性胰腺炎者，均应即转手术治疗。②若蛔虫性肠梗阻患儿呕吐频繁、腹痛，肛无矢气，腹部见肠型、蠕动波，闻之有金属样肠鸣或气过水声，腹部坐、立位平片有多个气液平面者，亦应即转手术治疗。

第五章

蛲虫病

【概述】

蛲虫病是由蛲虫（蠕形住肠线虫）寄生在肠道内引起的一种寄生虫病，以肛门、会阴部瘙痒为主要临床特征。

本病无明显季节性，世界性分布，小儿多见。蛲虫生活史简单，孕育期短，传播迅速，以 3 ～ 7 岁集体儿童的发病率最高。但由于蛲虫成虫（雌虫）的寿命短，一般在体内存活 2 ～ 4 周，若能防止其重复感染，可不治自愈。

我国在 2000 年前的西汉古尸中已发现有蛲虫卵。中医学自隋代始对蛲虫就有较为详细的认识和记载。《诸病源候论·小儿杂病诸候·蛲虫候》指出："蛲虫者，九虫内之一虫也。形甚细小，如今之瘑虫状。"明代《寿世保元·九虫形状》进一步指出："蛲虫者，九虫内之一虫也。在于肠间，若脏腑气爽则不妄动，胃弱阳虚，则蛲虫乘之，轻者或痒，或虫从谷道中溢出，重者侵蚀肛门疮烂。"对蛲虫的形状，蛲虫病的病机、症状及蛲虫的活动等，均有较为正确的认识。

现代根据蛲虫生活史、寄居的部位等特点，强调本病应以预防为主，杜绝重复感染，否则药物也不易有效。在治疗上多主张内外治法相结合。

【病因病机】

主要是吞入有感染性的蛲虫卵所致。蛲虫寄生于人体回盲部、盲肠、升结肠及回肠下段，雌雄交配后，雄虫很快死亡，雌虫子宫内充满虫卵后（1 条雌虫体可含卵 5000 ～ 17000 个），在肠腔内向下移行，夜间移向直肠。常于入睡后 1 小时左右开始，2 ～ 3 小时最多，雌虫自肛门爬出，受温度、湿度改变和空气的刺激，大量产卵。黏附在肛门附近的虫卵约 6 小时即可发育成熟而成为感染性虫卵（含蚴卵）。患儿搔抓肛门周围皮肤时，被感染性虫卵污染手指而经口吞入形成自体重复感染，另散落在室内灰尘、物具、食物等上面的感染性虫卵，也可经口吞入或随空气吸入而致感染，并可在家庭内或幼儿园、学校流行。虫卵吞下后，外壳经胃液作用，在十二指肠内孵化，幼虫移行至小肠并蜕皮两次，下行进入大肠再蜕皮一次发育为成虫，并产生蛲虫病。

1. 虫扰魄门

蛲虫寄踞肠腑，下行爬至肛门产卵，引起肛门瘙痒，以致夜寐不安，因搔抓致皮肤搔伤，重者局部湿热浸淫，可致潮红、红疹、溃烂。还可有蛲虫爬至女孩前阴，引至前阴潮红、瘙痒，导致尿频、遗尿等症。

2. 虫伤脏腑

若大量蛲虫成虫寄生肠道，夺取人体水谷精微，扰乱脾胃气机，可形成恶心、呕吐、纳差、腹痛、泄泻等脾升胃降功能失职症状；久则脾运胃纳失司，造成气血失充，形体消瘦、面色萎黄；脾虚肝亢，可见到烦闹不安、睡眠不宁、夜惊等症。

【临床诊断】

1. 诊断要点

（1）肛周瘙痒，以夜间为甚。

（2）粪便中可见成虫，或夜间在肛周和会阴部查见成虫。

（3）实验室检查：大便涂片不易查见虫卵，可采用以下两种方法：①湿拭法：用棉签浸 1% 氢氧化钠液，在清晨刮拭肛旁皱襞，随后涂在玻片上镜检。②胶玻纸片法：用胶性玻纸或用普通玻纸涂以胶性物如二甲苯、甘油蛋白等，剪成小块贴在肛周皮肤皱褶处，虫卵即被粘于胶面，然后将纸贴在玻片上镜检。此法检出阳性率高，使用方便，标本采集一般应在晨间便前进行。如检测阴性，应连续检测 2～3 天。

2. 鉴别诊断

主要需与非蛲虫引起的肛周湿疹鉴别。肛周湿疹瘙痒日夜均作，局部在未搔抓前即可见形态不一的皮疹，检查没有蛲虫。

【辨证论治】

1. 辨证要点

（1）辨病情轻重：轻者仅有肛周瘙痒，睡眠不安；重者可见烦躁、夜惊、磨牙、食欲减退、恶心呕吐、腹痛腹泻、面黄肌瘦，甚至生长发育迟缓等症。

（2）辨有无异位损害：若伴有尿频、尿急、遗尿、腹痛等症，应考虑可能为蛲虫所致异位损害的尿频、遗尿、阴道炎、阑尾炎等病证。

2. 治疗原则

本病防病重于治病。小儿要注意卫生，防止病从口入，预防为先。已病者可内治与外治法结合治疗，并继续防止重复感染。

3. 证治分类

（1）虫扰魄门

证候 肛门会阴部瘙痒为主要症状，夜间尤甚，或可见肛周皮肤潮红、红疹、破溃、糜烂等症。

辨证 肛门、会阴部瘙痒难忍，夜间尤甚是本证的主要特征，夜半检查或可查及蛲虫成虫。

治法 驱虫止痒。

方药 内服驱虫粉（一名蛲虫散）：使君子、大黄以 8∶1 混匀，共为细末，每次剂量 0.3g×（年龄 +1），1 日 3 次，饭前 1 小时吞服，每日总量不超过 12g。疗程 7 天。必要时再服 1～2 疗程，以防止再感染。

外用蛲虫软膏（内含百部、甲紫）于每晚临睡前洗净肛门后涂用。

如见到肛周潮红、湿痒者，可用生百部 30g、黄柏 20g、苦参 20g、苦楝皮 25g，加水浓煎至 250mL，每晚用 200mL 拭洗肛周，另用 30～50mL 作保留灌肠，连续 10 日。

（2）虫伤脏腑

证候 恶心、呕吐、纳差、腹痛、泄泻，或至形体消瘦、面色萎黄，或见到烦闹不安、睡眠不宁、龉齿、夜惊，偶见尿频、遗尿等症。

辨证 恶心、呕吐、纳差、腹痛、泄泻是蛲虫扰乱脾胃气机的主症，若至形体消瘦则已气血失充，烦闹不安、睡眠不宁、夜惊是肝亢证候，尿频、遗尿为蛲虫扰至前阴所致。

治法 健脾杀虫。必要时佐以平肝宁心、清利湿热。

方药 参苓白术散加减。常用党参、茯苓、白术、甘草健脾益气；陈皮、砂仁

（后下）、焦六神曲理气助运；使君子、百部健脾杀虫。恶心呕吐加姜半夏、竹茹和胃止呕；腹痛加木香、白芍行气缓急止痛；烦闹不安加胡黄连、淡竹叶清心安神；夜惊龂齿加钩藤（后下）、蒺藜清肝镇惊；尿频、遗尿加萹蓄、通草清利湿热。

【其他疗法】

1. 中药成药

化虫丸：每袋 6g。每服 1 岁 1.5g、> 2 岁 2～6g，1 日 1～2 次，空腹或睡前服。用于驱杀蛲虫。

2. 单方验方

使君子仁：文火炒黄嚼服，每岁每日 1～2 粒，最大剂量不超过 20 粒，分 2～3 次服，连服 3 日。服时忌进热汤热食。用于驱杀蛲虫。

3. 药物外治

（1）百部 50g，苦参 25g，共研细末，加凡士林调成膏状。每晚睡前用温水洗肛门后涂药膏，连用 7 天。用于杀虫止痒。

（2）百部 50g，苦楝皮 10g，乌梅 6g。加水适量，煎煮取汁 20～30mL，保留灌肠。连续 3 天为 1 疗程。用于驱杀蛲虫。

【防护康复】

1. 预防

（1）加强卫生宣教，普及预防蛲虫感染的知识。改善环境卫生，切断传播途径。

（2）注意个人卫生，养成良好卫生习惯，食前便后洗手，勤剪指甲，纠正吮手指等不良习惯。

2. 调护

（1）勤洗肛门，勤洗澡。勤换内衣及床单，并需开水烫洗、日光曝晒，以杀死虫卵。

（2）患儿尽量穿满裆裤，睡觉前要戴手套，避免用手搔抓肛门。

3. 康复

（1）勤剪指甲，食前、便后洗手，不用手直接抓取食物。

（2）及早穿满裆裤，不用手搔抓肛门，纠正吮手指的不良习惯。

【审思心得】

1. 循经论理

隋代《诸病源候论·小儿杂病诸候·蛲虫候》首先明确记载了蛲虫病。唐宋之后历代医籍均沿用"蛲虫"病名，直至现代。

明代方贤《奇效良方·虫》说："蛲虫多是小儿患之，大人亦有。"指出蛲虫病在小儿和成人均可发生，但儿童发病率高于成人。

宋代赵佶《圣济总录·蛲虫》说："蛲虫甚细微，若不足虑者。然其生化众多，攻心刺痛，时吐清水，在胃中侵蚀不已，日加羸瘦，……蛲虫咬人下部痒。"描述了蛲虫的形状"甚细微"，繁殖力强"生化众多"，临床主症为"下部痒"，轻症"不足虑"，及其可能引起的脾胃症状，日久可使患者日加羸瘦的后果。

南宋《小儿卫生总微论方·诸虫论》说："经言人脏腑中有九虫，内三虫偏能发动为病。人脏腑实强，则不能为害；若脏腑虚弱，则随虫所动而生焉。故经亦别立三虫之名，一曰蚘虫……二曰蛲虫，居洞肠之间，多则发动为痔瘘蠚蚀，疮疥痂癞。"指出蛲虫病的发生与脏腑虚弱有关，寄生的主要部位在洞肠（直肠），可能引起肛周的多种疾病。

2. 证治有道

蛲虫病目前仍然是儿科常见的肠道寄生虫病。临床往往是家长在小儿大便中见到白色线状成虫而直接诊断。由于蛲虫的生命周期不超过 4 周，所以，如果能够防止其重复感染，可不治自愈，从这个角度来看，本病的预防外来感染及自身重复感染比治疗显得尤其重要。预防蛲虫病的关键在于搞好个人卫生，幼儿应尽早穿满裆裤，儿童要勤剪指甲、勤洗手，不可以用手搔抓肛门，不要用手直接抓取食物进口，不光腚坐地。对已患蛲虫病的患儿要在夜间捉虫，便后、清晨清洗肛门，不得随地大便，妥善处理好粪便，玩具、用具、内裤及被褥等常清洗消毒。采取这些措施，就能够切断感染途径，断绝蛲虫卵入口的机会，无病防病，有病者防止重复感染。

蛲虫病多数患儿可能除肛门会阴部瘙痒外别无症状，是为虫扰魄门证，治疗以杀虫驱虫法为主。驱杀蛲虫的有效中药有使君子、苦楝皮、雷丸、鹤虱、槟榔、贯众、榧子、芜荑等，其中以使君子、苦楝皮最为常用。使君子味甘，《本草纲目·使君子》谓其"既能杀虫，又益脾胃"。对于脾胃虚弱者尤宜，使用时需去壳，炒香嚼服最宜，要注意掌握剂量，若大量服用或与热茶同服可致呃逆、眩晕、呕吐、泄泻等反应。苦楝皮被《幼幼集成·虫痛证治》誉为"诚天下打虫第一神方"。可杀蛲虫，兼能清热燥湿止痒，治疗湿疹瘙痒，但本品用量亦需控制，不可过量及久服，小儿肝肾功能异常者忌用。儿童服用驱杀蛲虫药后需要及时将蛲虫排出，所以也常与通下药同用，特别是便秘者必须同时服用泻药。蛲虫病也常用外治法治疗，百部有杀灭蛲虫功效，可单用或与苦楝皮、苦参等同用，煎液清洗肛门，或灌肠治疗。

蛲虫病寄生蛲虫量多者可造成脾胃功能失调，如形体消瘦者可用党参、茯苓、白术、甘草健脾益气；恶心、呕吐者配用半夏、生姜、竹茹、黄连等和胃止呕；纳差、食少者可合用鸡内金、陈皮、焦山楂、焦六神曲等开胃助运；腹痛、腹胀者可加木香、槟榔、莱菔子行气止痛；大便泄泻者可加苍术、佩兰、地锦草燥湿止泻。若是因脾病及心，烦闹不宁，可加胡黄连、淡竹叶、灯心草清心安神；脾病及肝，夜惊龂齿，可加夏枯草、钩藤、石决明平肝镇惊。若是女孩蛲虫爬至前阴，引起前阴红肿湿烂，可用苦参、黄柏、大黄、苦楝皮等煎汤外洗；引起尿频、遗尿者，可用萹蓄、车前草、瞿麦、生地黄等清利下焦湿热。

第六章

湿疹

【概述】

湿疹是由多种内外因素引起的具有明显渗出倾向的皮肤炎症反应，是以形态学命名的一类慢性皮肤疾病。急性皮损表现为红斑、渗出以及表皮内微小水疱形成。慢性损害则通常为增厚、干燥，伴有鳞屑、皮肤粗糙（苔藓样变）以及色素性改变。儿童可发生多种类型的湿疹，其中最常见的是异位性皮炎。在我国湿疹和特应性皮炎作为两个独立的疾病诊断仍很普遍，事实上，特应性皮炎是特殊类型的湿疹。特应性皮炎（atopic dermatitis，AD）又称异位性皮炎或异位性湿疹，主要是指有容易罹患哮喘、过敏性鼻炎的家族性倾向的湿疹，可伴 IgE 增高、异种蛋白过敏、嗜酸性粒细胞增高等。

湿疹一词起源于公元 534 年，古希腊词 "ekzein"，意为 "沸腾"。中医古代文献中虽无 "湿疹" 一名，但对许多病象的描述与湿疹相符。如《素问·玉机真藏论》说："岐伯曰：太过则令人身热而肤痛，为浸淫。"发生于婴儿者又名 "乳癣"，《诸病源候论·小儿杂病诸候·癣候》曰："小儿面上癣，皮如甲错起，干燥，谓之乳癣。"发于耳部者称 "旋耳疮" 或 "旋耳风"；发于鼻部者称为 "鼻匿疮"；发于手掌者称 "鹅掌风"；发于乳部，称为 "乳头风"；发于阴囊者，称为 "肾囊风" 或 "绣球风"；发于小腿日久不愈者，称为 "臁疮" 或 "裙边风""湿毒疮"。《外科正宗·奶癣》云："奶癣因儿在胎中，母食五辛，父餐炙煿，遗热与儿，生后头面遍身为奶癣，流滋成片，睡卧不安，瘙痒不绝。"指出奶癣（婴儿湿疹）的发病与先天禀赋密切相关。《医宗金鉴》更将奶癣分为干、湿两型，并立消风导赤汤为主配合外治的治疗方法，强调饮食、起居护理等，至今指导儿科临床。

目前西医治疗湿疹多外用类固醇皮质激素和免疫调节剂，重症者内服抗过敏药和免疫抑制剂，虽然短期内起效快，但远期疗效并不理想，停药后易复发，且类固醇激素长期应用可导致皮肤萎缩、色素沉着等副作用，而为患者所担忧。中医药治疗湿疹历史悠久、经验丰富，基于辨证论治特色，强调内治、配合外治，在改善症状、防止复发以及提高患儿生活质量等方面具有一定优势。

【病因病机】

湿疹的病因病机首先归咎于先天禀赋异常，继而后天失其调养，饮食不节，脾胃受损，湿热内蕴；复因调护不周，外感风湿热邪；伏风、外邪相搏，郁于皮肤腠理，浸淫肌肤，发为湿疹。小儿肺脾常不足，肺卫不固，藩篱屏障疏薄，风邪袭表，玄府开阖失司，津液易停聚于肌表为湿，湿郁化热，风湿热搏结泛溢肌肤；脾失健运，水湿不化，停而为湿，复因饮食辛辣炙煿油腻之品，内生湿热，外泛皮肤，皆可发为湿疹。

1. 胎毒发物

《外科正宗·奶癣》已经提出奶癣发病与患儿胎内所遗热毒有关，胎儿在母体中若孕母饮食不节，嗜食五辛炙煿，可遗热于胎儿而发病。《医宗金鉴·外科心法要诀·婴儿部·胎癥疮》又说："此症生婴儿头顶，或生眉端，又名乳癣……乳母俱忌河海鱼腥、鸡、鹅、辛辣、动风、发物，缓缓自效。"明确提出了"发物"对于本病的影响。所以，先天禀赋胎毒与可能引起特禀质小儿发病的各种发物都是本病发生、发展的重要因素。

2. 饮食不节

小儿心智未全，常乳食不知自节，家长或纵其喜好，饮食偏嗜辛辣，内生热毒、脾失健运，食滞蕴湿化热、误食发物则引动伏风，浸淫肌肤而发湿疹。《幼科证治大全·诸疮癣疥》又说："小儿脏腑本是火多，况有失调……内袭母乳五味七情之火……发于皮肤之间，则为疮癣疥毒。"可见乳母饮食不节，情志不畅，久郁化火，小儿因摄食母乳，遗热于体内，也可致外发肌肤而患湿疹。

3. 外感六淫

《诸病源候论·小儿杂病诸候·癣候》说："癣病，由风邪与血气相搏于皮肤之间不散，变生癣轸。"小儿肺脏娇嫩，藩篱屏障功能不足，卫外不固易感外邪，又兼小儿冷暖不知自调，常有防护不周，冒风、感寒、受暑、淋湿。风为百病之长，易兼夹湿热之邪入侵肌肤、灼伤血络，亦可引动伏风、内湿，浸淫肌肤，则发为湿疹。

4. 脾虚湿蕴

小儿脾常不足，若乳食不当，脾胃受损，运化失司，乳食积滞，郁而聚湿生热，若加之外感风、湿、热邪，相互搏结，发于肌肤，则见皮肤红斑、水疱、糜烂、渗液、瘙痒，缠绵难愈。

5. 血虚风燥

患儿脾胃虚弱，运化失司，气血生化乏源，阴血亏虚，不能濡养肌肤，血虚生风，则外发皮疹，皮肤干燥瘙痒。

概而言之，小儿湿疹，本源于湿，在先天禀赋异常伏风内潜基础上，调护不当，再为外风或发物引动伏风，湿热蒸发，风邪、湿热、血热、阴虚皆可夹伏风郁于肌肤，形成湿疹证候。

【**临床诊断**】

1. 诊断要点

（1）病史：患儿可有家族过敏史，或有哮喘、鼻衄等病史。

（2）临床表现：婴儿湿疹多在 1～6 个月时发病，2 岁内皮疹逐渐减轻至自愈。儿童期湿疹，部分患儿从婴儿期开始发病，表现为婴儿湿疹，并持续至 2 岁以上。婴儿湿疹的皮疹主要在头面部，常对称发于面颊、额部、两眉及头皮，少数可侵及胸背、颈项及上臂等处。初起于两颊、前额，形态为红斑基础上的丘疱疹如细沙状，因痒而擦致疱破、糜烂、渗出伴鳞屑、结痂，散在或密集分布，界限不清，可有黄色脂性痂皮覆盖，严重者除鼻、口周外，整个面部均可受累。

儿童期所见湿疹大多属于干性，或系婴儿期迁延未愈转变为慢性病变。皮疹较大，较隆起的棕红色丘疹，表面粗糙，可融合成棕褐色苔藓样斑块，前者多见于四肢伸侧，后者则好发于肘窝、腋窝、颈部两侧与腕、背部等处。经搔抓常有少许渗液、表皮剥脱及抓痕。经久不愈的苔藓样斑块，越受刺激，皮肤越变厚，并在周围出现少许散在性丘疹，时感奇痒。儿童期湿疹常伴有剧烈瘙痒，使患儿任性、脾气急躁和性格孤僻。表现为粟粒至黄豆大小丘疹，淡红色，对称分布在四肢伸侧，或局限于肘窝、腘窝，为红斑、丘疹，尚有鳞屑、薄痂，日久苔藓样变，瘙痒甚，抓破后形成糜烂、渗液，若合并感染则红肿。若再延续至青少年期，皮疹干燥，浸润肥厚，苔藓样变，瘙痒剧烈，表现为播散性神经性皮炎型。

（3）辅助检查：血常规可伴嗜酸粒细胞增多，部分患儿可有血清 IgE 增高等。还可通过特殊变应原筛查，斑贴试验等辅助诊断。剧烈的搔抓可继发感染，引起局部淋巴结肿大，极少数病例可发生全身感染，导致败血症或毒血症，临床可表现为精神不振、高热、乏力、腹泻等症状，血常规检查中性粒细胞增高、有时出现中毒颗粒。

2. 鉴别诊断

主要应与接触性皮炎鉴别：接触性皮炎有变应原接触史，接触物与皮疹有直接关系；皮损多局限于接触部位，境界清楚，可有瘙痒、灼热或疼痛感；多无遗传及家族史；除去病因后，损害较快消退，若再接触可再发病；斑贴试验阳性，还可用来查找致敏因素。

【**辨证论治**】

1. 辨证要点

本病证候可根据发病缓急，皮损形态及伴随症状辨别。若发病急，皮疹以红斑、水疱、糜烂为主，伴便干溲赤，舌红苔黄腻者为脾虚湿蕴；若发病日久，皮疹干燥、脱屑或苔藓样改变，瘙痒甚者为血虚风燥证。风湿热邪常相互搏结为病，临证还当辨清风、湿、热孰轻孰重。

（1）辨虚实：急性发病者，多属实证，为风、湿、热邪滞肺胃，发于肌肤。亚急性或慢性发病者，多属虚实夹杂，或见脾虚湿盛，皮疹色淡或暗红，渗液较多，缠绵不愈；或见血虚风燥，皮疹增厚粗糙，干燥脱屑，瘙痒剧烈。

（2）辨风、湿、热之偏盛：风胜者，皮疹广泛，多呈丘疹、粟粒疹，瘙痒甚、渗液较少；湿胜者，皮疹糜烂、渗液多，或多水疱，兼见纳呆便溏，面黄神滞；热胜者，皮疹色红焮热，或有疱疹成脓，渗液气味腥臭，兼见唇红面赤，便结尿黄，舌红苔黄，或见发热烦渴。

2. 治疗原则

本病治疗以消风、除湿、止痒为基本治则，标本兼顾，内外合治。根据证候特点佐以清热、养血、健脾等法。急性发作属实，重在清热解毒、消风化湿；慢性缠绵不愈者，宜佐养血润燥，血行风自灭。外治宜用药温和，避免刺激皮肤而加重病情。

3. 证治分类

（1）湿热浸淫

证候　皮损常见红斑、丘疹、水疱、糜烂、黄水淋漓，浸淫成片，或有结痂，瘙痒剧烈，伴夜寐不安、啼哭不宁，烦躁，便干溲黄，舌质红，苔黄腻，脉滑数，指纹青紫。

辨证　此型多见于急性发作期湿疹患儿。常见皮肤糜烂、渗液明显；里热内蕴则便干溲黄。以皮疹色红、水疱甚至脓疱、糜烂、渗液多，舌红苔黄腻为特征。

治法　清热化湿，消风止痒。

方药　四妙散加减。常用黄芩、黄柏、黄连、茵陈、苍术、薏苡仁清热解毒化湿；白芷、防风、白鲜皮、蒺藜、地肤子消风止痒。

全身泛发皮疹，色泽鲜红者，配以金银花、连翘、浮萍、蝉蜕、牛蒡子、菊花等疏散风热；若是湿甚热轻，可去黄柏、黄连，加草薢、藿香、苦参、土茯苓等燥湿祛风；瘙痒难以忍受，迁延不愈，选加乌梢蛇、地龙、蜈蚣、僵蚕等搜剔经络之风。

（2）火毒炽盛

证候　发病急、病程短，皮肤潮红肿胀灼热，状如涂丹，继而粟疹成片或水疱密集，甚至成脓疱，黄水淋漓，瘙痒剧烈，搔抓后易融合成大片，常伴心烦，口渴欲饮，大便秘结，小便黄赤，舌质红，苔黄腻。

辨证　此证多见于急性湿疹或慢性湿疹急性发作。患儿火热之象明显，风热在表或热入营血，以发病急、病程短，皮损范围广、渗液多、瘙痒剧烈，常伴心烦、口渴欲饮、大便秘结、小便黄赤、舌红苔黄腻为辨证特点。

治法　清热解毒，凉血消风。

方药　五味消毒饮或消风导赤汤加减。常用金银花、连翘、蒲公英、野菊花、紫花地丁、败酱草等清热解毒；生地黄、牡丹皮、紫草、白鲜皮、灯心草凉血消风。

心烦口渴者，加淡竹叶、黄连、栀子清心除烦；壮热面赤者，加石膏（先煎）、知母、甘草清热生津；便秘腹胀者，加大黄（后下）、厚朴、枳实泻下热结；疹色红赤者，加水牛角（先煎）、赤芍清热凉血；瘙痒难忍者，加蒺藜、地肤子消风止痒。

（3）脾虚湿蕴

证候 皮疹反复日久，色暗不鲜，有水疱及渗液，或有结痂，久不愈合，伴面白肌软，或面黄消瘦，纳少便溏，舌质淡，苔薄白或腻，脉缓，指纹偏红。

辨证 多见于亚急性期及婴儿湿疹日久不愈，体质较弱者。本证以皮疹色暗不鲜，有水疱及渗液，大便稀溏，舌淡苔腻为特点。

治法 健脾益气，除湿消风。

方药 参苓白术散加减。常用党参、茯苓、白术、白扁豆健脾益气；苍术、山药、薏苡仁、陈皮燥湿健脾；防风、蒺藜、紫苏叶、蝉蜕消风止痒。

纳呆苔腻者，加藿香、佩兰、焦山楂、焦六神曲燥湿助运；疱疹液多者，加猪苓、萆薢、土茯苓、车前子（包煎）除湿利水。

（4）血虚风燥

证候 皮疹反复发作、日久不愈，皮疹肥厚干燥，结痂脱屑，色素沉着或苔藓样变，瘙痒不止，尤以夜间痒甚，搔破后少量渗液渗血，心烦少寐，口干便结，肌肤失荣，舌质偏红，苔薄或苔少乏津，脉细，指纹偏红。

辨证 本证多见于慢性期及病程较长、反复发作的患儿。症见皮损粗糙肥厚，相对局限，瘙痒较重，表面有搔痕，色暗或色素沉着，皮肤干燥，肌肤甲错。可伴身倦乏力，胃纳不香，失眠多梦等。

治法 养血润燥，消风止痒。

方药 养血定风汤加减。常用生地黄、当归、赤芍、川芎养血润燥；天冬、麦冬、牡丹皮、五味子滋阴消风；地龙、蝉蜕、蒺藜、地肤子消风止痒。

皮疹肥厚，呈苔藓样变，加丹参、桃仁、槐花凉血活血；心烦不寐，加夜交藤、酸枣仁、珍珠母养血安神；大便干结，加火麻仁、瓜蒌子、何首乌润肠通便。

【其他疗法】

1. 中药成药

（1）消风止痒颗粒：每袋 6g。每服 < 1 岁 2g、1 ~ 4 岁 4g、5 ~ 9 岁 6g、10 ~ 14 岁 8g、> 14 岁 12g，1 日 3 次。用于湿热浸淫证。

（2）参苓白术颗粒：每袋 3g。每服＜3 岁 1.5g，1 日 2 次；3～6 岁 1.5g，1 日 3 次；＞6 岁 3g，1 日 2～3 次。用于脾虚湿蕴证。

2. 湿敷疗法

急性期仅有潮红、丘疹，无水疱、糜烂、渗出时，可选用二妙散外扑或用炉甘石洗剂外擦。若红肿糜烂渗液明显时，可选用马齿苋 30g，新鲜采摘者更佳，也可选用蒲公英、龙胆、地榆、马齿苋、野菊花、黄芩、苦参或枇杷叶水煎冷湿敷；热毒盛红肿明显者加黄柏，或紫花地丁、野菊花水煎冷湿敷。慢性湿疹粗糙肥厚、苔藓样变皮损，用黑豆馏油膏或硫黄软膏外涂。

3. 药液熏洗

急性湿疹可选用苦参、白鲜皮、地肤子、马齿苋、黄柏、地榆、千里光等药物，煎汤，熏洗局部。清热燥湿、凉血止痒。

慢性湿疹可选用当归、桃仁、生地黄、鸡血藤、蛇床子、土荆皮等药物，煎汤，熏洗局部。滋阴养血、润燥止痒。

【**防护康复**】

1. 预防

特禀质小儿尽量避免可能诱发湿疹的各种因素，如花粉、油漆、皮毛、化纤衣物，以及过敏原检查证实对该小儿致敏的各种食物如海鲜等。

2. 调护

（1）湿疹患儿尽量避免可能引起病情加重的各种发物，包括吸入的油烟、花粉、空气污染物，食入的海鲜、热带水果等，以及过敏原检查显示对该小儿致敏的各种物品。乳母要同时避免发物，以免风毒由乳汁传于婴儿。患儿家中不要养宠物，不要种植花草。

（2）对牛奶过敏的小儿，如年龄稍大者可进普通饮食，早日断奶；婴儿以奶粉为主要食品者，可以氨基酸配方奶取代普通奶粉。

（3）避免强烈日光照射，衣着不宜过厚，头部可戴柔软布帽，以减轻后枕部的摩擦。

（4）尽量避免搔抓湿疹患部。

3. 康复

湿疹好转、恢复后，患儿应继续避免可能引起发病的各种发物。

【**审思心得**】

1. 循经论理

湿疹是一种变态反应性皮肤病。小儿湿疹的病因较复杂，除先天禀赋体质因素外，后天病因经常很难明确，加之饮食和环境因素难以控制等因素，较之成年人所患湿疹更易迁延不愈，给治疗带来困难。

儿童湿疹在古代的名称较多，但大体是从病因和发病部位两方面来命名。如婴幼儿以饮乳为主发病者称为"奶癣"，因本病症状搔痒较甚、发病原因与"风"有关，故病名中常有"风"，如"风血疮"，结合发病部位，则有"四弯风""旋耳风""鹅掌风""绣球风""肾囊风""裙边风"等名称。

由上可见，前人早已认识到本病主症为痒，是因"风"而起。此风有指外感风邪，如《灵枢·刺节真邪》云："正风者……搏于皮肤之间，其气外发，腠理开，毫毛摇，气往来行，则为痒。"同时，古代医家也认识到本病发生与先天因素有关，如《外科正宗·奶癣》认为发病与禀受胎中热毒有关。笔者根据多年临床观察发现，外感风邪是小儿湿疹起病的常见诱因，但湿疹反复发作，迁延难愈，不能单纯用外风解释。我们在传统风病认识的基础上，提出儿童过敏性疾病与特禀体质先天禀赋有异的"伏风"病因有关的新学说。凡湿疹反复发作，迁延难愈者，均要考虑与先天禀赋伏风内潜有关。小儿禀赋根于父母，若先天母体遗儿伏风、湿热胎毒，则出生之后小儿易患湿疹。

特禀体质伏风内潜是湿疹反复发作的夙因，外风是引起湿疹发作的主要诱因，湿热毒气是常见的病理因素。风、湿、热相合，蕴于体内，发于肌肤，为红色皮疹、水疱，渗出、糜烂，蔓延，甚至成脓，如《诸病源候论·小儿杂病诸候·浸淫疮候》所说："小儿五脏有热，熏发皮肤，外为风湿所折，湿热相搏身体，其疮初出甚小，后有脓汁，浸淫渐大，故谓之浸淫疮也。"也有素体阴虚体质，或病久湿热化燥伤阴者，则病从燥热而化，阴虚血热风燥，则表现为皮肤干燥，皮疹起屑，甚者日久血络瘀滞，皮肤色紫增厚，肌肤甲错，如《素问玄机原病式·六气主病》所言："诸涩枯涸，干劲皴揭，皆属于燥。"这就是《医宗金鉴》将奶癣分为湿、干两型的形成机理。

湿疹虽形于外，但实发于内。肺主皮毛、脾主运化水湿，两脏与湿疹的关系历代已有众多医家阐述。《素问·至真要大论》说："诸痛痒疮，皆属于心。"瘙痒是湿疹的主要临床症状，心火也与湿疹关系密切，如《诸病源候论·瘑病疮候》云："栗疮作痒，属心火内郁，外感风邪。"心火能生风，风为阳邪，易从热化，火热炽盛，火能克金，肺卫愈亏，易为风邪所乘；肺卫受损，津液输布失常，湿邪内蕴，郁而化热，如此形成恶性循环，病程迁延难愈。心主神明，心血不足，心失所养，或心火内扰，或营卫不和，卫阳夜不入阴，出现夜间睡眠欠佳、失眠多梦、焦虑等表现。慢性湿疹瘙痒较重，尤以夜间为甚，影响患儿的睡眠休息，暗耗阴血，进一步加重阴血亏虚。血不养肝，引起肝气不舒，肝升太过，容易引起烦躁易怒等情绪活动的异常。因此，小儿湿疹的发病，与肺、脾、心、肝诸脏均有关。

2. 证治有道

湿疹的症状特征与主要病因均与"风"相关，临床治疗，我们主张外风宜疏、伏风宜消。外来之风袭表，与卫气相搏郁于肌肤，外不得通，内不得泄。疾病初期病位尚在肌表，病位表浅，"邪在表者，汗而发之"，此处之汗法并非狭义之发汗法，而是指能宣通腠理、驱邪外出之法。湿疹疾病初期邪尚在表，常选荆芥、防风、蝉蜕之类疏风解表药，使风邪从表而解；风与湿合皮损渗液者，宜加浮萍、车前草、白鲜皮、豨莶草等祛风除湿；风、湿、热相兼皮疹红赤者，宜加金银花、菊花、黄芩祛风清热；湿热毒气重者，可加苦参、黄连、土茯苓除湿解毒。同时，消风药物如蒺藜、地肤子、地龙、乌梢蛇等随证选加。临床还可根据皮损部位，适当加入引经药，以使药物直达病所，如上肢皮疹为主者加桑枝、白芷、桔梗；下肢用川牛膝、木瓜、萆薢；二阴部加苍术、黄柏、蛇床子等。

热毒炽盛者皮肤潮红肿胀灼热，状如涂丹，皮疹成片色赤，甚至成脓疱，黄水淋漓。此种证候应用清热解毒、凉血消风法常见效较速，方取五味消毒饮合消风导赤汤加减。常用药：金银花、蒲公英、野菊花、紫花地丁、败酱草等清热解毒；赤芍、生地黄、牡丹皮、紫草、白鲜皮凉血消风。热毒重者还可选加黄芩、黄连、黄柏、栀子等增强清热解毒之功。心烦，口渴，尿赤，夜寐不宁者，加淡竹叶、连翘、灯心草清心安神；大便秘结，脘腹胀满，舌苔黄腻者，加大黄、厚朴、枳实泻下热结；疹色红赤者，加水牛角、玄参、虎杖清热凉血；渗湿明显者，加茵陈、苍术、薏苡仁、土茯苓除湿解毒。瘙痒难忍者，选加蛇蜕、蒺藜、地肤子等消风止痒。

儿童湿疹亦有虚实夹杂，以虚为主者，多见于病程较长的患儿。如皮疹迁延反复，渗液不止，皮色不红，伴见面黄形瘦、纳少便溏、舌质淡者，是脾虚湿蕴证，治当健脾化湿消风，常取参苓白术散加减，选用党参、茯苓、猪苓、白术、苍术、藿香、薏苡仁、山药、黄芪、桂枝、紫苏叶、蝉蜕、蒺藜等，纳呆苔腻加佩兰、陈皮、焦山楂、焦六神曲等燥湿助运。另表现皮疹反复不愈、皮肤干燥、结痂脱屑、色素沉着、皮损处肥厚或苔藓样变，瘙痒不止者，是血虚风燥证，治当养血润燥消风，常取养血定风汤加减，选用当归、白芍、生地黄、牡丹皮、川芎、鸡血藤、何首乌、地龙、蝉蜕、蒺藜、地肤子等，阴津亏损加天冬、麦冬、桑椹、五味子等滋阴润燥，皮疹肥厚呈苔藓样变加丹参、桃仁、姜黄、槐花活血通络化结，如《妇人大全良方·妇人贼风偏枯方论》所说："医风先医血，血行风自灭是也。治之先以养血，然后驱风，无不愈者。"

外治法是小儿湿疹治疗中的常用方法，不仅可以与内治法配合增强疗效，而且可在病变局部直接发挥作用，且不需忌惮苦味药物内服的儿童依从性问题。湿疹外治最常用洗浴剂，将方药煎汤擦洗患部，湿疹面广者可以用药液沐浴。外治汤剂配伍用药还是以临床辨证为根据，并结合本病皮损表现和所分布经络。急性期、亚急性期多采用疏风清热解毒燥湿之品，常选用苦参、黄连、败酱草、黄柏、马齿苋、萆薢、大黄、虎杖、白鲜皮、蛇床子、野菊花等。慢性期则以养血活血、搜风杀虫止痒为主，常选用当归、白芍、赤芍、牡丹皮、苦参、黄连、败酱草、黄柏、地榆、地肤子、益母草、虎杖、白鲜皮、蛇床子等。热毒重者尽可用大苦大寒之品，如清肝火的龙胆、清心火的黄连、清下焦火之黄柏、泄热降火的大黄等药。

本病治疗必须用到消风药物，这类药可分为植物药、动物药两大类，植物药安全性好、动物药消风逐风力强。常用动物药有蝉蜕、地龙、乌梢蛇、蕲蛇、蛇蜕、蜈蚣、僵蚕等，有搜剔经络肌肤邪风功效。但是，临床上也见到有些患儿对动物药过敏，用药后反而加重病情，尤其多见于对多种蛋白类食品过敏的患儿，这类患儿便忌用动物类消风药。

湿疹病的预防调护也不容忽视，可能引起小儿发病或加重的吸入、食入、皮肤接触的过敏原即发物，都应当力求避免。在这方面，过敏原测试可供参考，而家长日常细心观察可能的发物则更为重要。

第七章 荨麻疹

【概述】

荨麻疹俗称"风疹块"，是由于皮肤、黏膜小血管扩张及渗透性增加而出现的一种局限性水肿反应，以皮肤作痒，时起风团疙瘩，发无定处，时隐时现，消退后不留痕迹为特征的皮肤病。临床常表现为大小不等的风团伴瘙痒，20%的患者可伴有血管性水肿。通常在 2 ～ 24 小时内消退，但反复发生新的皮疹，甚者反复发作迁延数日至数月。根据病程长短可分为急性荨麻疹和慢性荨麻疹，持续时间超过 6 周者为慢性荨麻疹。

荨麻疹是西医学病名，顾名思义，该病名由来与植物"荨麻"相关。荨麻是一种有毒的植物，早在欧洲古希腊时期就已认识到人的皮肤接触到荨麻会产生风团样疹子，伴烧灼般疼痛感。十八世纪 Zedler 首次将具有类似表现的疾病命名为"荨麻疹"，被沿用至今。中医学文献中虽无荨麻疹病名，但类似记载可见于历代医籍的"瘾疹""隐疹""隐轸""痞瘟""风屎""风丹""风疹疙瘩"等病症中。如《素问·四时刺逆从论》中有"少阴有余，病皮痹隐轸"的记载，唐王冰注释："肾水逆连于肺母故也，足少阴脉从肾上贯肝膈入肺中，故有余病皮痹瘾疹。"至隋代《诸病源候论·风病诸候·风痞瘟候》曰："夫人阳气外虚则多汗，汗出当风，风气搏于肌肉，与热气并，则生痞瘟。状如麻豆，甚则渐大，搔之成疮。"《备急千金要方·卷二十二·隐轸第五》云："风疹瘙痒……俗呼为风屎，亦名风尸。"清代徐克昌《外科证治全书·卷四·发无定处证》云："痞瘟一名鬼饭疙瘩，俗名风乘疙瘩……表虚之人多患之。"根据描述，可见中医古籍中对于本病病因、病位、病机、症状等已经有大量记载。

荨麻疹为多种原因所致，发病无明显季节性，任何年龄均可见。儿童多见急性荨麻疹，婴儿及儿童多见丘疹性荨麻疹。

目前西医治疗荨麻疹首选抗组胺药，虽可明显控制症状，但停药难，易复发，长期应用存在中枢镇静和抗胆碱能作用的不良反应。在《2018版中国荨麻疹治疗指南》中明确提到，中医疗法在治疗荨麻疹中有一定的疗效。

【病因病机】

荨麻疹病因复杂，相当部分患者不能找到明确原因，尤其是慢性荨麻疹。中医学认为瘾疹发病主要是由于素体"禀赋不耐"，即患儿本身的体质因素是发生本病的基本原因，包括先天禀赋伏风内潜，以及湿热内困、气血亏虚体质，外加六淫之邪的侵袭，引起发病。

1. 风热相搏

素禀伏风内潜，不耐外邪。外感风热，引动伏风，搏于营血，发于肌腠，风团色红而热、痒甚为病。

2. 风寒外袭

素禀伏风内潜，不耐外邪。冒受风寒，引动伏风，搏于营血，发于肌腠，风团色白不热、痒甚为病。

3. 肠胃湿热

患儿湿热体质，或因湿热病后、或因嗜食荤腥、或因肠虫寄生，湿热内蕴，蒸于气血，发于肌腠，丘疹连片甚至疱疹渗液为病。

4. 气血亏虚

若小儿为气血亏虚体质，气虚卫外不固易罹外风，血虚风从内生留着不去，以致风邪久着难以消解，形成慢性反复发作之荨麻疹。

西医学认为：荨麻疹发病的机理分免疫性与非免疫性两种（急性者多为免疫性机理）。免疫性与非免疫性因素作用于组织中的肥大细胞或循环中的嗜碱粒细胞，使细胞内 cAMP 水平降低，引起嗜碱性颗粒脱粒，释放出多种介质，这些物质作用于皮肤的小血管，致真皮浅部局限性水肿而临床表现为风团；真皮深部和皮下组织水肿，表现为血管性水肿。此外还可引起平滑肌痉挛，腺体分泌增加，产生黏膜、消化道、呼吸道一系列症状。

【临床诊断】

1. 诊断要点

（1）病史：患儿可有家族过敏史，或有湿疹、鼻衄、风咳、哮喘等病史。

（2）临床表现：泛发的红色或苍白色高出皮肤的风团，周围绕有红晕，无固定形态，时隐时现，退后不留痕迹，或有灼热感，常有奇痒。

（3）辅助检查：通常不需做过多的检查。一般情况下急性患者可通过检查血常规，初步了解发病是否可能与感染相关。慢性患者如病情严重、病程较长，可考虑行相关的检查，如血常规、粪虫卵、肝肾功能、免疫球蛋白、红细胞沉降率、C反应蛋白、补体、相关自身抗体和D-二聚体等，以排除感染及风湿免疫性疾病等。必要时可行变应原筛查、自体血清皮肤试验、幽门螺杆菌感染检测、甲状腺自身抗体测定和维生素D的测定等，以尽可能找出发病因素。诱导性荨麻疹还可根据诱因不同，做划痕试验、光敏实验、冷热临界阈值等检测，以对病情严重程度进行评估。IgE介导的食物变态反应可提示机体对特定食物的敏感性，其结果对明确荨麻疹发病诱因有一定参考价值，但对多数荨麻疹发病诱因的提示作用有限。

2. 鉴别诊断

荨麻疹性血管炎：通常风团持续24小时以上，可有疼痛感，皮损恢复后留有色素沉着，病理提示有血管炎改变，均与荨麻疹有别。

另外还需与表现为风团或血管性水肿形成的其他疾病如荨麻疹型药疹、血清病样反应、败血症、全身炎症反应综合征、严重过敏反应等鉴别，可依据其他临床表现、实验室检查或组织病理学检查明确。

【辨证论治】

1. 辨证要点

（1）辨寒热：寒证常有外感风寒史，风团色淡，遇凉则发，得暖则减。热证常因外感风热而发，风团色红，内蕴湿热者发作愈重。

（2）辨虚实：急性荨麻疹起病较急，随出随没，多属实证。慢性荨麻疹反复发作，延绵不休，伴气血不足表现者，常为虚证。

2. 治疗原则

以消风为基本治则。不同证候类型分别予以疏风清热、疏风散寒、消风清热利湿、益气养血消风等治法。

3. 证治分类

（1）风热相搏

证候 风团色红，焮热瘙痒，受热则发作或加剧，凉爽则减轻或消失，或伴有恶风发热，口渴心烦，咽红，舌质红，苔薄黄，脉浮数。

辨证 本证以风团为红色，灼热作痒，热则加剧凉则消减为辨证要点，可伴见外感风热证候。

治法 疏风清热，消风止痒。

方药 银翘散合消风散加减。常用金银花、连翘、薄荷（后下）、大青叶疏散风热；浮萍、蝉蜕、防风、地肤子消风止痒；紫草、牡丹皮、赤芍、生地黄凉营清热。

咽红或喉核赤肿者，加牛蒡子、桔梗、土牛膝、蒲公英清咽解毒；壮热口渴心烦者，加石膏（先煎）、知母、甘草清热生津。

（2）风寒外袭

证候 风团色泽淡红，或中央白色周围红晕，瘙痒，风吹、着凉或浸涉冷水后发作或加剧，得暖则减轻或消失。或有恶寒畏风，口不渴，苔薄白，脉浮缓。

辨证 本证以风团色淡或白，遇冷加重为辨证要点。

治法 疏风散寒，调和营卫。

方药 桂枝麻黄各半汤加减。常用麻黄、桂枝、白芍、甘草、大枣、生姜疏风散寒、调和营卫；防风、荆芥、蒺藜消风止痒。

恶寒明显者，加细辛、制附子（先煎）温阳祛寒；瘙痒剧烈者，可加乌梢蛇、蜈蚣祛风止痒。

（3）肠胃湿热

证候 风团多为丘疹样疹块，色泽鲜红，瘙痒剧，若搔破可出水甚至溃烂，风团出现与饮食有关，舌质红，苔黄腻，脉滑。或伴有纳差、恶心、呕吐、腹胀、大便不调等。

辨证 本证以疹色鲜红、瘙痒剧，甚可为疱疹化脓、搔破出脓水、溃烂，舌苔黄腻为辨证要点。患儿多有嗜食辛辣、肥腻、荤腥及蛋、奶等发物史。

治法　清热利湿，祛风止痒。

方药　防风通圣散加减。常用防风、荆芥、连翘、薄荷（后下）疏风散邪；黄芩、石膏（先煎）清泄肺胃；苦参、栀子清热化湿；茵陈、土茯苓、白鲜皮除湿消风。

皮疹化脓，加蒲公英、金银花、野菊花、败酱草清热解毒；腑实便秘，加大黄（后下）、玄明粉（冲入）通腑泻热；泄泻者，加苍术、地锦草、滑石燥湿清肠；皮疹红赤，加赤芍、牡丹皮、紫草凉血消风。

（4）气血亏虚

证候　皮疹反复发作，迁延日久，冒风或接触发物则加重，午后或夜间瘙痒加剧，易于出汗，面色少华，皮肤干燥，口唇色淡，舌质淡，舌苔薄白，脉沉细。

辨证　本证以皮疹反复发作，迁延日久，冒风或接触发物则加重，伴气血不足之象为辨证要领。

治法　益气养血，消风止痒。

方药　当归饮子加减。常用黄芪、当归益气养血扶正；川芎、熟地黄、白芍、首乌藤养血滋阴行气；蒺藜、防风、荆芥、白鲜皮消风止痒。

面色㿠白，形瘦乏力者，加党参、白术、茯苓健脾益气；汗多易感者，加煅龙骨、煅牡蛎（先煎）、浮小麦固表御风；皮肤干燥者，加麦冬、鸡血藤、五味子益阴消风；夜寐不宁者，加酸枣仁、合欢皮、龙眼肉养心安神。

【其他疗法】

1. 中药成药

（1）乌蛇止痒丸：每丸 0.125g。每服 1～2g，1 日 3 次。用于风热相搏证风甚瘙痒者。

（2）皮敏消胶囊：每粒 0.4g。每服 0.8～1.2g，1 日 2～3 次。用于风热相搏证夹湿者。

（3）肤痒颗粒：每袋 9g。每服 3～6g，1 日 2～3 次。用于风热相搏证夹血热瘀滞者。

（4）防风通圣丸：每袋 6g。每服 2～6g，1 日 2 次。用于肠胃湿热证。

2. 药物外治

可选用祛风清热止痒的中药煎水外洗皮疹。常用浮萍、荆芥、地肤子、白鲜皮、飞扬草、蛇床子、苦参、生姜片等药物。

例方 1：蛇床子 20g，明矾 12g，荆芥 12g，花椒 6g，土茯苓 30g，苦参 30g，食盐 30g，白鲜皮 15g。煎水外洗。

例方 2：晚蚕沙 30～100g，紫草 15g。煎汤乘热拭洗。

3. 针灸疗法

（1）体针：取风府、曲池、三阴交，宜泻法，留针 10～15 分钟。营血不足者，加血海、公孙；慢性者以大肠俞为主；因食物动风及伴腹痛腹泻者，加针足三里；胸闷气急加针合谷、内关。每日或隔日 1 次。

（2）耳针：肺区、肾上腺区、神门、内分泌区，或耳后小静脉放血。

【 **防护康复** 】

1. 预防

（1）避免接触可触发瘾疹的常见因素，如花粉、屋尘、动物皮屑、汽油、油漆、杀虫喷雾剂、农药、煤气等。

（2）忌食某些可引起过敏的食物，如鱼、虾、蟹、贝类、牛肉、牛奶、蘑菇、竹笋、酒类等。

（3）避免精神刺激和过度劳累，加强体质锻炼，养成良好作息习惯。增强体质，可从平时保育着手，并配以适当药物，改善"素禀不耐"的状况。

2. 护理

（1）注意防止患儿搔抓损伤皮肤。

（2）避免接触可能引发瘾疹的吸入物，忌食可能引起过敏的食物。可作过敏原测试，结合家长平时的观察以做参考。

（3）若出现急症时，要及时送医院救治。

3. 康复

（1）继续避免可能引发瘾疹的吸入物、食入物。

（2）经常发作荨麻疹者康复后应服用扶正消风的药物调理，以减少复发。

【审思心得】

1. 循经论理

荨麻疹临床表现为皮肤突然出现风团块，移时可消退，旋而复起，来去无定踪，瘙痒异常，体现了风善行而数变、居无定所的特点，具有"风候"的特点，当属风病之一。正如《金匮要略·水气病脉症并治》所言："风气相搏，风强则为瘾疹，身体发痒，痒为泄风，久为痂癞。"瘾疹与瘙痒是荨麻疹的两大主症，风盛则痒，与火热有关，如《外科大成·诸痛痒疮》言："诸疮痛痒，皆属于火。又云，风盛则痒，盖为风者，火之标也。"

《诸病源候论·小儿杂病诸候·风瘙瘾疹候》认为本病发生与风入腠理与血气相搏相关："小儿因汗，解脱衣裳，风入腠理，与血气相搏，结聚起相连成隐胗，风气止在腠理浮浅，其势微故不肿不痛，但成隐疹瘙痒耳。"并进一步将瘾胗分为"赤轸""白轸"等，为本病的诊治提供了指导。《诸病源候论·小儿杂病诸候·漆疮候》进一步以"漆疮"为例说明病因与"禀性"有关："人无问男女大小，有禀性不耐漆者，见漆及新漆器，便着漆毒，令头面身体肿，起隐胗色赤，生疮痒痛是也。"《证治要诀·发丹》又云："瘾疹……有人一生不可食鸡肉及章鱼动风之物，才食则丹随发，以此得见是脾风。"明确有的人病因是食物过敏，其病机与脾有关。

古代医家所说的"禀性"便是形成特禀质的先天病因，我们认为其形成后天过敏性疾病好发的病理因素就是"伏风"。《儒门事亲·小儿疮疱丹熛瘾疹旧弊记》说："凡胎生血气之属，皆有蕴蓄浊恶热毒之气。有一二岁而发者，有三五岁至七八岁而作者，有年老而发丹熛瘾疹者。"另外，引发伏风发病的重要诱因是外风，而外风感人与体质有关，《医宗金鉴·外科心法要诀·痞癗》中就已经认识到"风邪多中表虚之人"。现代已经发现某些细菌、病毒感染可以诱发荨麻疹发生，花粉、动物皮屑、羽毛、真菌孢子、灰尘、甲醛、丙烯醛、蓖麻粉、除虫菊等经气道吸入也均可发生荨麻疹，我们认为这些致敏原都属于中医广义"风邪"即"虚邪贼风"的范畴。

综上所述，儿童荨麻疹发病的内因为先天禀赋有异、伏风内潜，体质气血亏虚或湿热内蕴，外因是诸如"虚邪贼风""发物"等诱因。至于其发病机理，则是内因与外因相合，搏于血气，发于腠理；其所涉脏腑，以肺、脾为主，与胃、心、肝有关。

2. 证治有道

荨麻疹一般分为急、慢性两类。急性初发者多属实证，慢性反复发作经久不愈者则多为虚实兼夹之证。该病以皮肤风团样皮疹，发无定处，时隐时现，瘙痒难忍，退后皮肤不留痕迹为临床特点，其临床症状符合风性善行数变、走窜不定、居无定所的致病特点。我们认为：本病属于"风病"，在治疗中必须将消风法贯穿始终。其外风为百病之长，并常与他邪兼夹为患。本病最常见的是风与寒、热、湿兼夹为患。治疗应以祛外风为主，并根据挟寒、挟热、挟湿之不同，配以散寒、清热、化湿之法；而伏风为本病夙因，只能采取发时消风、平时抑风的原则处理；同时还必须辨其体质，气虚者补气、血虚者养血、阴虚者益阴，热重者清热、湿困者化湿。这就是本病的辨证论治原则。

急性发病者常因外风引动伏风，治疗时要根据风热、风寒之不同，结合是否兼有血热、湿气而用药。风热相搏证风团色红、焮热、瘙痒，受热则发作或加剧，治以疏风清热，常用银翘散合消风散加减，药取金银花、连翘、薄荷、浮萍、蝉蜕、防风等。风寒外袭证风团色泽淡红或白、瘙痒，吹风着凉则发作或加剧，治以疏风散寒，常用桂枝麻黄各半汤加减，药取麻黄、桂枝、白芍、甘草、大枣、生姜等。无论风热、风寒，均常选加消风之蒺藜、地肤子、川芎等配入。疱疹挟湿者加燥湿消风之白鲜皮、土茯苓、茵陈；疹红血热者加凉血消风之生地黄、紫草、牡丹皮；咽红肿痛者加清咽解毒消风之牛蒡子、蝉蜕、土牛膝；壮热口渴心烦者加清热生津之石膏、知母、甘草；瘙痒剧烈者加消风止痒之乌梢蛇、蜈蚣、地龙；皮肤干燥加养血滋阴之当归、麦冬、生地黄；畏寒肢冷者加温阳祛寒之生姜、细辛、制附子；心烦不安者加宁心安神之酸枣仁、决明子、五味子等。

病程较长、反复发作者一般以内因为主，证候多虚实夹杂，或以实为主，或以虚为主。其一段时间内反复发作者，常见于肠胃湿热证，因患儿伏风内潜，且平时嗜食辛辣、肥腻、荤腥及蛋、奶等发物，或患湿热病证之后，两邪相合而发病，其症见风团色泽鲜红、瘙痒剧，若是疱疹性荨麻疹继发细菌感染者可化脓甚至溃烂，伴纳差、恶心、呕吐、舌苔黄腻等。治以清热利湿消风，常用防风通圣散加减，药取苍术、黄芩、苦参、薏苡仁、茵陈、土茯苓、白鲜皮、大黄等。有外感湿热之象加宣化湿热之浮萍、佩兰、淡豆豉等；湿热困遏脾胃者加清化湿热之栀子、滑石、石膏等；腹痛泄泻者去大黄，加清肠燥湿之葛根、黄连、地锦草等；皮疹红赤者加凉血消风之赤芍、牡丹皮、紫草等；皮疹化脓者加清热解毒之蒲公英、金银花、野菊花、败酱草等。

慢性荨麻疹反复发作者，有些是因肺气亏虚、卫阳不能固表而反复罹患外感所致。对于这部分患儿要以补肺益气、温卫固表法治疗，同时消其伏风，常用黄芪桂枝五物汤加减，药取黄芪、桂枝、白芍、生姜、大枣、党参、茯苓、甘草等。同时常加用祛风止痒之地肤子、豨莶草、蒺藜、广地龙等；咽红乳蛾红肿者加清咽解毒之土牛膝、蒲公英、黄芩、虎杖等。若已经发生外感并引发荨麻疹，要同时治疗两病。也有因气血亏虚、伏风屡发而作者，需要以养血滋阴为主，同时益气消风，常用当归饮子加减，药取黄芪、当归、熟地黄、白芍、川芎、牡丹皮、紫草、蒺藜等。

荨麻疹的预防、护理、康复均需要特别注意避免发物，包括外感病邪，吸入与接触的花粉、皮毛等，食入的海鲜、热带水果等，过敏原检查可对此提供帮助，但更需要家长在平时多加观察，掌握对自己孩子可能的过敏物，尽量避而远之。

第八章

疰夏

疰夏是春夏之交所发生的一种季节性疾病。以全身倦怠、食欲不振、大便不调为主要临床特征。

本病多见于江南卑湿之地。任何年龄均可发病，以小儿为多。发病与体质和暑湿有密切关系。一般病程较长，病多始于春末夏初，至秋凉后可逐渐好转，有"春夏剧、秋冬瘥"的发病特点。

疰夏亦名注夏，始见于《丹溪心法》。至明清时期对其论述渐臻完善，如沈金鳌在《杂病源流犀烛·暑》中指出："疰夏，脾胃虚弱病也。然虽有脾胃虚弱，亦必因胃有湿热及留饮所致。昔人谓痿发于夏，即名疰夏，以疰夏之证必倦怠，四肢不举，羸瘦，不能食，有类于诸痿故也。然疰夏与痿，其原毕竟有异，且痿为偶患之疾，此为常有之事，凡幼弱人多有之。故必以清暑益气，健脾扶胃为主也。……宜参桂益元汤、生脉散为主，酌加白术、半夏、陈皮、茯苓、扁豆子、白芍、木瓜、泽泻、炙甘草亦可。"对疰夏发病情况、主症、病机、治法、处方、用药及与痿证的鉴别均做了论述，具有临床指导意义。

本病一般预后良好。但若病情迁延，调护失宜或兼染它疾则可致病情变化，进一步损伤正气。

【病因病机】

疰夏发病之内因由于小儿体质娇嫩，脾胃薄弱，元气不足；外因则是春夏之交暑湿郁蒸，困遏脾气。内外因相合而发病。

1.脾胃素虚

患儿素体脾胃虚弱，多由先天禀赋不足，或后天脾胃失调，或久病久泻损伤脾胃，受纳运化功能失职，内湿由生、外湿困遏，脾气不展。临床多见倦怠乏力，嗜卧懒言，食欲不振，大便稀溏等症。

2. 暑湿困脾

时在春夏之交，暑湿之气当令，暑伤脾气、湿困脾阳。临床多见纳谷呆钝，脘闷呕恶，肢重困倦，身热不扬等症。

【**临床诊断**】

1. 诊断要点

（1）春末入夏以后，出现精神萎靡，倦怠乏力，食欲不振，或有微热，大便溏薄等症。

（2）具有周期性发作特点，每年值此季节均可发病，秋凉后可自愈。

（3）体格检查及实验室检查无特殊异常。

2. 鉴别诊断

主要应与夏季热、湿温等病证鉴别，鉴别要点是本病无热或低热，以脾胃见症为主，一般不影响其他脏腑，全身症状不重。

【**辨证论治**】

1. 辨证要点

主要辨脾胃虚弱与暑湿困遏之轻重。以脾胃虚弱为主者平素即为脾虚体质，临床见症以脾气亏虚证候为主，如面色萎黄、神倦乏力，食欲不振等；以暑湿困遏为主者湿困脾土、运化失健证候更为显著，如不思进食，脘闷呕恶，肢重困倦，舌苔腻等。

2. 治疗原则

分辨脾虚、湿困之轻重而治疗。脾胃素虚者以益气健脾运脾化湿为主；暑湿困脾者以清暑化湿醒脾助运为主。

3. 证治分类

（1）脾胃虚弱

证候 精神不振，倦怠乏力，嗜卧懒言，面色萎黄，形体瘦弱，食欲不振，大便稀溏，舌质淡，舌苔白，脉无力。

辨证　本证多有素禀脾胃虚弱证候，以精神倦怠、嗜卧懒言、面色萎黄、大便稀溏等见症为辨证要点。

治法　健脾益气化湿。

方药　参苓白术散加减。常用党参、白术、茯苓、甘草健脾益气；薏苡仁、山药、扁豆花、荷叶健脾消暑化湿；陈皮、砂仁（后下）、焦六神曲理气助运。

若见心烦口渴、舌质红少苔、脉细者，为气阴两虚，可以人参五味子汤为主方加减。

（2）暑湿困脾

证候　肢体困倦，不思进食，脘腹不适，时有呕恶，身热不扬，小便色黄，大便不调，舌苔腻，脉滑略数。

辨证　本证为暑湿困遏脾胃所致，以纳谷呆钝、脘腹不适、时有呕恶、身热不扬、舌苔白腻或微黄等见症为辨证要点。

治法　清暑醒脾化湿。

方药　藿朴夏苓汤加减。常用藿香、淡豆豉、佩兰、豆蔻祛暑化湿；苍术、厚朴、半夏、陈皮燥湿平胃；赤茯苓、猪苓、薏苡仁健脾渗湿。

兼见咳嗽胸闷者，可加杏仁、桔梗、枳实宣肺理气；发热者加青蒿、黄芩、六一散（包煎）清解暑热。

【其他疗法】

1. 中药成药

（1）参苓白术颗粒：每袋 6g。每服 2～6g，1 日 2 次。用于脾胃虚弱证。

（2）藿香正气口服液：每支 10mL。每服＜3 岁 5mL、＞3 岁 10mL，1 日 2 次。用于暑湿困脾证。

2. 食疗方药

（1）山药薏仁扁豆粥：山药、薏苡仁各 30g，扁豆 15g，粳米 100g。一同煮粥，加少许白糖调味，分次服。用于脾胃虚弱证。

（2）陈皮大枣茶：陈皮 3～5g，大枣 5 枚。煎水代茶饮。

【防护康复】

1. 预防

（1）养成良好的生活习惯及饮食习惯，保护脾胃。

（2）入夏之季有条件者调控室内温度、湿度。

2. 调护

（1）注意患儿饮食宜忌。一般饮食宜清淡、易消化而富于营养，忌生冷寒凉、辛热、油腻之品。

（2）注意起居劳逸，避免感受外邪。

3. 康复

（1）对脾虚体质小儿，适当服用健脾益气食品、药品，改善患儿体质。

（2）避免湿热环境对小儿的不良影响。

【审思心得】

1. 循经论理

疰夏又名注夏，是一种季节性疾病，其发病以芒种、夏至、小暑为高峰期，立秋后症势渐退，秋分金风渐爽，病旋霍然。本病的发生，首先与人的体质密切相关，临床多见于老弱幼小者及脾胃虚弱、气阴不足之人，又与地域气候有关，常见于夏季气候炎热潮湿多雨的江南水乡。

《丹溪心法·注夏》首先明确病名及主要病因："注夏属阴虚，元气不足。"《脾胃论·长夏湿热胃困尤甚用清暑益气汤论》云："时当长夏，湿热大胜，蒸蒸而炽。人感之多四肢困倦，精神短少，懒于动作，胸满气促，肢节沉疼，或气高而喘，身热而烦，心下膨痞，小便黄而数，大便溏而频……或渴或不渴，不思饮食……"所描述的病机及临床主症与本病颇为相合。

《保婴撮要·注夏》说："脾为太阴，位属坤土，喜燥而恶湿。故凡脾胃之气不足者，遇长夏润溽之令，则不能升举清阳，健运中气，又复少阳相火之时，热伤元气，则肢体怠惰不收，两脚痿弱，嗜卧发热，精神不足，饮食少思，口中无味，呼吸短乏气促，目中视物瞆瞆，小便赤数，大便不调，名曰注夏。此皆禀赋阴虚，元气不足之症，丹溪《补阴论》言之详矣。"更指明小儿疰夏内因为"脾胃之气不足"、外因为"长夏润溽之令"，病机为清阳失举，中气失运，热伤元气，病位在太阴脾土。对我们认识本病有着重要的指导价值。

2. 证治有道

脾为太阴湿土，与长夏相应，喜燥恶湿。暑湿为长夏之主气，暑湿易损伤脾胃之气，耗损阴液。治疗疰夏需注意常中有变，同中求异，重在解困遏脾胃之暑湿，补益脾胃气阴。

总体而言，疰夏病机皆有暑湿困脾与脾胃气阴损伤两方面，若是分而论之，则有暑湿偏重、脾气亏虚、胃阴不足三者之侧重不同。暑湿偏重者反复发热、头重身困、四肢酸楚、胸闷脘痞、泛恶呕吐、舌苔黄腻，治疗重清暑化湿，药选藿香、佩兰、淡豆豉、薏苡仁、苍术、厚朴、半夏、赤茯苓、猪苓、黄芩、黄连、六一散、荷叶、西瓜翠衣等。脾气亏虚者面色萎黄、形体瘦弱、精神不振、倦怠乏力、大便稀溏、舌质淡、苔薄白，治疗重健脾益气，药选党参、人参、白术、黄芪、茯苓、山药、扁豆、甘草等。胃阴不足者口干口渴、嗜欲饮水、虚烦躁扰、舌质红干、舌上苔少，治疗重补益胃阴，药选石斛、麦冬、北沙参、太子参、西洋参、玉竹、五味子、芦根等。临床可依据证候侧重不同在三类治法用药中选配组合成方应用。

对于上年曾有疰夏发病的患儿，在次年暑湿天气来临之前就可根据治未病的原则，按患儿体质及既往病史提前给予预防用药调理。

第九章

夏季热

【概述】

夏季热是婴幼儿在暑天所发生的一种特有的季节性疾病。临床以长期发热，口渴多饮，多尿，少汗或汗闭为主要临床特征。

本病有明显的地域性和季节性，主要发生在我国华东、中南、西南等气候炎热的地区，发病时间多集中在六、七、八三个月。本病与夏季气候炎热有明显的关系，秋凉气温下降后不但发病者极少，且绝大多数患儿会自然痊愈，有的患儿到凉爽地区后症状也可随之减轻。本病主要见于 6 个月至 3 岁的小儿，6 个月以下和 3 岁以上的小儿少见，5 岁以上基本无本病。有的孩子可连续几年在入夏时发病，但症状一年比一年轻，随年龄增长，病亦随之不再发生。随着空调等纳凉产品的广泛应用，本病发病率有下降趋势。

中医古籍中无夏季热一名，但有类似病证的记载，如"多溺暑热症"等。现代根据其季节性和主要临床表现又曾命名为"暑热症"。50 年代全国高等医药院校试用教材《中医儿科学》第一版首次启用了"夏季热"这一病名。西医学认为本病发生与婴幼儿体温调节功能发育迟缓有关，如中枢调节神经系统和汗腺的发育未成熟、不健全，在外界高温的环境下，不能有效地调控自身体温而发病。

必须指出的是：本病虽发于夏季，但无一般暑邪致病的特点，更没有暑温传变迅速、内陷营血甚至闭窍动风的发病规律，病情一般多无急性变化，至秋凉后常能自愈，预后良好。但因其病程较长，暑热往往耗损津液，影响小儿生长发育，或造成感染它疾，故临床仍应引起重视。

【病因病机】

夏季热发生的病因以患儿体质因素为主，并与夏季暑气熏蒸相关。本病往往见于年幼体弱儿，以先天禀赋不足如胎怯儿或后天失养脾胃虚弱儿多见，亦有病后失调、气阴亏虚者等，不能耐受夏季炎热气候熏蒸而发生本病。

1. 暑热熏灼，伤津耗气

暑性炎热，从皮毛和口鼻而入，蕴于肺胃，先伤气分，再灼肺胃之津，津亏内热炽盛，故发热、口渴、多饮；暑易伤气，气虚下陷，气不化水，则水液下趋膀胱，故尿多清长；肺主清肃，外合皮毛腠理，司开合，肺津为暑热所伤，津气两亏，故见少汗或汗闭；汗与小便，均属阴津，异物而同源，故而汗闭则尿多，尿多则津伤，津伤则必饮水自救，从而形成汗闭、口渴、多饮、多尿的证候。

2. 素体亏虚，不耐暑气

小儿先天禀赋不足者常不耐暑气，易为夏季炎热熏蒸不能自调而发热。小儿体禀肺胃不足者，在夏季冒受暑气则重伤气阴，易出现肺胃气阴两伤证；素体脾肾虚弱，或本病迁延日久者，外为暑气熏灼蒸盛心火，内则肾亏于下真阳不足，便易于出现热淫于上、阳虚于下的"上盛下虚"证。

本病虽发生于夏季，但属小儿体质不耐暑气而发，并非暑邪外感，故无一般暑邪致病而入营入血的传变规律，至秋凉后可自愈。随着患儿年龄增长，体质逐渐增强，本病自然逐年减轻，以致向愈。

【临床诊断】

1. 诊断要点

（1）发热：夏季渐渐起病，随着气温上升而体温随之上升，可在38℃～40℃之间，并随着气温升降而波动，发热期可达1～3个月，随着入秋气候转为凉爽，体温自然下降至正常。

（2）少汗或汗闭：虽有高热，但汗出不多，仅在起病时头部稍有汗出，甚或无汗。

（3）多饮，多尿：患儿口渴逐渐明显，饮水日增，24小时可饮水2000～3000mL，甚至更多。小便清长，次数频繁，每日可达20～30次，或随饮随尿。

（4）其他症状：病初一般情况良好，无感染征象。发热持续不退时可伴食欲减退，形体消瘦，面色少华，或伴倦怠乏力，烦躁不安，但很少发生惊厥。

（5）实验室检查：一般无异常，部分患儿血常规可呈淋巴细胞比例增高，其他检查在正常范围。

2. 鉴别诊断

（1）湿温：虽可有发热持续之症，但口渴不明显或渴不思饮，尿不多，且伴有湿阻脾胃或湿热蒙蔽清窍等其他明显症状。

（2）暑邪感冒：以发热恶寒或恶风，鼻塞流涕，咳嗽，咽痛为特征，且高热时间短，无长期发热，无口渴多饮，无汗闭多尿之症。

（3）疰夏：发病季节同为夏季，但以身困乏力、食欲减退为特征，低热或无热，无长期发热，无口渴多饮、汗闭多尿。

（4）消渴：无发热，无季节性，一般多有较典型的消谷善饥等症，尿糖、血糖检查常升高。

此外，还须与夏季发生的西医学伤寒病、结核病、尿路感染、败血症、传染性单核细胞增多症和儿童类风湿病等发热性疾病相鉴别，这些疾病除发热外，均有相应的各种症状及实验室检查阳性结果。

【辨证论治】

1. 辨证要点

（1）辨病位：暑热之气从皮毛、口鼻而入，蕴于肺胃，故病之初即见肺胃热炽之证，如发热、口渴多饮、多尿等；若病势缠绵，因暑气长期熏蒸，或素体元阳不足，耗气伤津，则可由肺胃及肾，真阳不足而形成上盛下虚之证，如发热不退、口渴、虚烦、尿多清长、下肢清冷等。

（2）辨虚实：本病因暑气为害，而暑性酷烈，熏蒸肺胃易伤津耗气，故临床证候多虚实并见，实为持续发热、口渴多饮，虚为精神萎靡、大便稀溏、下肢清冷。病初暑伤肺胃以实证为主；若病程较长，为上盛下虚证时则以虚证为主。

2. 治疗原则

本病治疗，以清暑泄热，益气生津为基本法则。清暑泄热重在清肺胃、泄暑热，宜用辛凉清暑之品，不可过用苦寒，以免化燥伤阴；益气生津应当养肺胃、助中气，需选用甘润之品，不可多用滋腻，以防碍滞；也不可纯用峻补气阳，以免助热。上盛下虚者病位在心肾，肾阳不足，真阴亏损，心火上炎，治应温肾阳、清心火，温下清上，并佐以潜阳。在药物治疗同时可佐以清凉祛暑食疗，并须注意避暑降温，必要时可易地避暑，有助康复。

3. 证治分类

（1）暑伤肺胃

证候 夏季渐起发热，体温常在38℃～40℃之间，持续不退，无固定热型，但显著地随气候而变，天气愈热体温愈高，气温降低，体温亦减，伴口渴多尿，尿多且清，少汗或无汗，病容不显，或偶有大便溏薄，乏力神倦，舌质红，苔薄黄，脉数，指纹紫。

辨证 本证在本病较多见，尤其在初起及中期。除发热口渴等主症外，或见肺、胃两经的症状；或虽见乏力神倦，但患儿一般情况尚可，病容不显著。

治法 清暑益气，养阴生津。

方药 王氏清暑益气汤加减。常用西瓜翠衣、荷梗解暑清热；西洋参（或北沙参）、麦冬、石斛益气生津；黄连、知母、竹叶清热泻火；粳米、甘草益胃和中。

壮热烦渴，脉洪大者，加石膏（先煎）、寒水石（先煎）清暑泄热；烦躁不安者，加淡豆豉、栀子清心除烦；兼有外感伤暑症状者，方中去黄连、北沙参、麦冬，加香薷、大豆黄卷、紫苏梗疏表清暑；湿重舌苔白腻者，方中去麦冬、石斛、知母，加藿香、佩兰、扁豆花清暑化湿；纳呆食少，神倦者，加麦芽、白术健脾助运。

（2）上盛下虚

证候 发热日久不退，朝盛暮衰，慢性病容，口渴多饮，尿多清长，甚至频数无度，少汗或无汗，精神萎靡或虚烦不安，面色苍白，下肢清冷，大便稀溏，舌质淡，苔薄白。

辨证 本症见于病程较长，或素体虚弱者。命门火衰，不能温养脾土，因而见精神萎靡、面色苍白、下肢清冷、大便稀溏等症；暑气为患，耗损阴液，心火易旺，故见虚烦不安。

治法 温下清上，寒温并用。

方药 温下清上汤加减。常用药：制附子（先煎）下温肾阳；黄连上清心火；龙齿（先煎）、磁石（先煎）潜浮越之阳；补骨脂、菟丝子、桑螵蛸、山药、乌药、益智仁温肾固涩，收摄小便；石斛、天花粉清热生津止渴。

心烦口渴，舌红赤者，加淡竹叶、莲子心、玄参清心火，除烦热。口渴多饮，小便量多色清，频数无度者，可予白虎加人参汤合金匮肾气丸。

【其他疗法】

1. 中药成药

（1）生脉饮口服液：每支 10mL。每服 5mL，1 日 3 次。用于暑伤肺胃证，偏气阴耗伤者。

（2）健儿清解液：每支 10mL。每服＜1 岁 4mL、1～5 岁 8mL，1 日 3 次。用于暑伤肺胃证，偏暑热纳差者。

2. 单方验方

（1）荷叶 10g，西瓜翠衣 10g，地骨皮 3g，生地黄 3g，大枣 3g，五味子 2g。1 日 1 剂。水煎滤取药液，加白糖少量，频频饮服。用于暑伤肺胃证。

（2）蚕茧、红枣各 10 枚，乌梅 3g。1 日 1 剂。煎汤代茶饮。用于多渴多尿而热度不甚高者。

3. 针灸疗法

主穴：足三里、中脘、肾俞、大椎、风池、合谷等。视病情行补泻手法，不留针。如元阳不足下寒者，针后加灸，每穴灸 2～3 分钟。每日针灸 1 次，7 次 1 疗程，疗程间休息 2～3 天。并配以西瓜汁代茶饮。

4. 推拿疗法

方法：推三关，退六腑，分阴阳，推脾胃及三焦，清天河水，揉内庭、解溪、足三里、阴陵泉，摩气海、关元等。

【防护康复】

1. 预防

（1）积极防治夏季小儿常见疾病，增强小儿体质。

（2）对患过夏季热的小儿，次年初夏起可用丝瓜叶、苦瓜叶各 2 张，鲜荷叶 1张，煎汤代茶饮。

（3）改善居住环境，调节室内温度，保持居室凉爽，或易地避暑。

2. 护理

（1）居室要通风凉爽，有条件的可安装空调设备，保持室内温度在 26℃～28℃为宜。

（2）多饮水，饮食宜清淡易消化而富于营养。

（3）高热时，可给物理降温。如温水浴（即用较体温低 2℃的温水，每日浸浴 2次，每次 30 分钟）等。

（4）加强护理，防止并发症。

3. 康复

（1）患儿身热下降后，要继续防暑降温，保持凉爽环境。

（2）如仍在夏季，饮食宜清淡，注意多饮水。适量饮用西瓜汁、绿豆汤、金银花露等。

【**审思心得**】

1. 循经论理

古代医籍无夏季热一名，根据其明显的季节性和主要临床表现，可将其归属于暑病范畴。如《素问·热论》说："先夏至日者为病温，后夏至日者为病暑。"又如雷少逸《时病论·夏伤于暑大意》说："夏伤于暑者，谓季夏、小暑、大暑之令，伤于暑也。其时天暑地热，人在其中，感之皆称暑病。"

《医宗金鉴·幼科杂病心法要诀·暑证门》说："小儿伤暑，谓受暑复感风寒也。其症发热无汗，口渴饮水，面色红赤，干呕恶心，或腹中绞痛，嗜卧懒食，以二香饮治之，此内清外散之法也。若正气虚弱，当补正祛邪，以六合汤治之；若伤暑夹食，大吐泻者，以加味香薷饮治之。"所载小儿伤暑病因有外感伤暑和正气虚弱两端，描述的症状与本病有相似之处，其治法方药可供参考应用。

《小儿卫生总微论方·诸身热论》说："小儿于立夏之后，有病身热者，慎勿妄为吐下，但以除热汤浴之、除热粉粉之、赤摩膏涂之。除热汤，以白芷根苗、苦参等份为粗散，用清浆水煎，更入盐少许，以浴儿，浴毕用粉粉之。"提出夏季发热要慎用吐法、下法，可以用除热汤洗浴等方法治疗。

叶桂《临证指南医案·暑》说："大凡暑热伤气。"指出冒受暑气易于伤气的临床特征。徐小圃先生在20世纪30年代初首先明确这是一个单独的病症，分析病机主要是元阳虚于下、邪热淫于上，形成上盛下虚的证候，以清上温下立方治疗，药用附子、黄连、龙齿、磁石、蛤粉、天花粉、补骨脂、菟丝子、桑螵蛸、白莲须、缩泉丸，取得良好的效果。

2.证治有道

脏腑娇嫩、形气未充是婴幼儿易发生夏季热的生理基础，而素体正气不足者更易为六淫所伤，夏季热便是因体质薄弱，加之夏季炎暑伤人而患。本病辨证，无非辨暑气之热盛、湿重，正气之津伤、气耗、阳虚，而后权衡轻重，立法、选方、施药。

夏季热暑伤津气大致可分为暑热伤津与暑湿伤气两大类。暑热伤津症见持续发热，热势随气温起伏，口渴多饮，唇干，少汗，多尿，舌质红、干，舌苔薄黄等，治以祛暑清热、生津养阴，方选王孟英《温热经纬》清暑益气汤，药用西洋参、石斛、麦冬、黄连、竹叶、连翘、荷梗、知母、甘草、粳米、西瓜翠衣等。暑湿伤气症见热势相对较缓，四肢困倦，胸闷身重，恶心呕吐，不思饮食，口渴欲饮，汗少汗闭，大便溏泻，小便量多，舌苔腻，脉虚弱，治以清热益气、化湿生津，方选李东垣《脾胃论》清暑益气汤，药用黄芪、苍术、大豆卷、佩兰、人参、陈皮、白术、麦冬、黄柏、葛根、五味子、荷叶等。

有小儿素体为阳虚质，加之病程较长，暑伤阳气，而成心火旺于上、肾阳亏于下之上盛下虚证者。症见发热经久，朝盛暮衰，面色苍白，四肢不温，口渴多饮，尿频量多色清，少汗或无汗，精神萎靡或虚烦不安，大便稀溏。治宜温补肾阳、清心护阴，用徐小圃温下清上汤加减。药用制附子下温肾阳、黄连上清心火相伍为君，另取龙齿、磁石潜浮越之阳；肉桂、补骨脂、菟丝子、桑螵蛸温肾固涩，收摄小便；石斛、天花粉清热生津止渴。大便稀溏者加炮姜、益智仁、苍术温阳化湿；烦闹口渴者加淡竹叶、生地黄、莲子心清心除烦。

小儿脏腑柔弱，稚阴未充，稚阳未长，骨气未成，致使暑热侵袭后热邪蕴郁，腠理闭塞，伤津耗气，病情缠绵。但夏季热为暑气而非暑邪所伤，所以虽是热病而不可疏散发表，以免气随汗脱；更不可清利泻下，否则正气更虚。慎用大辛大热、大苦大寒之品，避免损伤小儿清灵的脏腑，有必用者当中病即止。补虚不应腻滞，消导不可太过，清暑不忘化湿，生津需顾益气。此外，临床上夏季常见到发热持久不退，多项检查未见明显异常，但并不完全具备夏季热典型症状者，亦可按照辨证论治的原则参考本病治则治法处理。

第十章

消渴

【概述】

消渴是指以较长时间的多饮、多食、多尿和形体消瘦为特征的慢性消耗性疾病。《金匮要略·消渴小便不利淋病脉证并治》指出："男子消渴，小便反多，以饮一斗，小便一斗。"就明确指出了消渴病多饮、多尿的特征。隋代甄立言《古今录验论》归纳消渴病有三类："一渴而饮水多，小便数，无脂似麸片甜者，皆是消渴病也；二吃食多，不甚渴，小便少，似有油而数者，此为消中病也；三渴饮水不能多，但腿肿脚先瘦小，阴痿弱，数小便者，此为肾消病也。"最早提出了消渴具有尿甜的特点，明确本病当从三消立论。

西医学之糖尿病属于消渴的范畴。世界卫生组织 2019 年发布的新共识将糖尿病分为 6 个亚型，与儿童关系密切的主要为 1 型（T1MD）、2 型（T2MD）、混合型糖尿病和其他特殊类型糖尿病共 4 个亚型。我国儿童糖尿病约 90% 属于 1 型糖尿病，糖尿病为成人的高发疾病，但近年来，我国儿童 T1MD 发病率快速增加，且低龄化趋势明显。它是因体内胰岛素相对或绝对不足而引起的碳水化合物、脂肪、蛋白质、水及电解质代谢紊乱性疾病，后期多伴有血管病变。本节主要讨论儿童糖尿病。

中医学对本病的认识较早，早在《黄帝内经》中就有"消渴""消瘅""风消""消中""肺消"等相关病名，对其病因、治则、预防和护理等方面都有记载。汉代张仲景在《金匮要略》中设专篇加以论述。其后历代医家对本病的认识逐渐深入，如《诸病源候论》《备急千金要方》对本病的并发症已有一定的认识，特别是《古今录验论》立三消之论，对消渴的认识更加深刻。至此，有关消渴的病因、病理、临床表现和并发症的认识已基本成熟，为进一步深入研究本病的治法方药奠定了基础。自宋至明清时期，很多医家围绕着本病的治疗形成了百家争鸣的局面，总结出了很多切合临床实际的治法和方药，如《河间六书》《儒门事亲》《医学入门》《医贯》《景岳全书》《幼幼集成》《幼科铁镜》等医籍对本病都有比较精辟的论述。

儿童 T1MD 发病越早，慢性并发症导致的死亡风险越大，即使在西方发达国家，T1MD 患儿的平均预期寿命减少 12 年。现代中医学对糖尿病的研究很多，在临床研究方面，进行了大量的临床疗效观察，采用中医药治疗糖尿病取得比较满意的疗效，并在此基础上对消渴病的辨证分型及证型的客观化方面进行了研究，为提高辨证论治的准确率和临床疗效打下了基础；制订了《中药新药治疗消渴病（糖尿病）的临床研究指导原则》，为研究治疗消渴病的中药新药提供了依据。在实验研究方面，利用高血糖或糖尿病动物模型对中药治疗糖尿病的药理药效进行研究，取得了一定的成绩。

【病因病机】

消渴的病因，有先天、后天两个方面。先天病因由于禀赋不足，肾阴虚不能胜火，如清代《名医医案精华·王旭高医案》所云："一水不能胜五火，火气燔灼，而成三消……稚龄犯此，先天不足故也。"后天病因有因喂养不当，嗜食肥甘炙煿之品，损伤脾胃，积滞胃肠，内生郁热，消谷耗液，发为消渴；有因劳倦内伤，脾虚运化无力，气血化源不足，脾病不能为胃行其津液上亏于肺，又不能化生气血精微以养先天下亏于肾，致使肺脾肾不足水液代谢失常而发为消渴；有因情志失调，郁火内生，伤阴耗津而发为消渴；也有因外感六淫，化热伤津，阴亏内热而发为消渴。

1. 燥热伤津

饮食不节积而生热，情志不舒郁而化火，外感六淫从阳化热，皆可使体内燥热过盛，耗伤阴津；或五脏亏虚，阴津本虚，内生虚热，脏腑经络失养而发为消渴。在上则见肺津不布，口渴引饮；在中则见胃热消谷，善饥多食；在下则见固摄无力，尿频量多。燥热偏盛，阴津亏虚为本病的病理关键，而以阴津亏虚为本，燥热偏盛为标。燥热愈甚，则阴津愈虚，阴津愈虚，燥热愈甚，二者互相影响，致生消渴病变。

2. 气阴两虚

胃为水谷之海，主腐熟水谷，脾为后天之本，主运化，为胃行其津液。脾胃受燥热所伤，胃火炽盛，脾阴不足，则口渴多饮，多食善饥；脾气虚不能转输水谷精微，则水谷精微下流而为小便，故小便味甘而量多；水谷精微不能濡养肌肉，故形体日渐消瘦。脾胃气阴两虚是中消的主要病机。

3. 肾阴亏虚

肾为先天之本，主藏精而寓元阴元阳。由于先天、后天各种原因导致肾阴亏损，则阴不制阳，虚火内生，上灼心肺则烦渴多饮，中灼脾胃则消谷善饥；阴虚阳盛，开合失司，水谷精微直趋下泄则尿多味甘。是为下消的主要病机。

4. 阴阳两虚

阴阳互根，无阴则阳无以化。肾阴亏虚日久阳气随之无依而损，消渴经久阴液精津损伤气阳亦随之耗散，因而病情日深，以致阴阳两虚。阳虚则内寒、阴虚生内热，故可见虚寒、虚热并见之病重而复杂的证候。

5. 瘀血阻络

消渴病久入络，阴虚内热耗伤津液则血液凝稠，气虚行血无力则血流不畅，阳虚络脉流涩则血瘀由生，因而形成络脉瘀阻，气血运行受阻而失于濡养，产生肢体、五官、心脑的种种并发病变。

【临床诊断】

1. 诊断要点

（1）症状：多饮、多食、多尿、消瘦（不能解释的体重下降）是本病的典型表现，常见明显口渴。

（2）血糖检查：任意血糖≥11.1mmol/L，或空腹血糖（FPG）≥7.0mmol/L。

（3）糖耐量异常：餐后2h血糖（2hPG）＞7.77mmol/L，但＜11.1mmol/L，为糖耐量损伤（IFG）。

如果有症状，只要有一次空腹或餐后血糖达到上述诊断标准，就可以判定为糖尿病。如果完全没有糖尿病症状，就需要空腹和餐后血糖同时达到上述标准，才可以判定为糖尿病。

（4）尿糖检查：阳性。

（5）自身抗体检测：抗谷氨酸脱羧酶（GAD65）、胰岛抗原-2（IA-2）、ZnT8转运体或胰岛素抗体阳性。可伴其他自身免疫性疾病，如Graves病、桥本甲状腺炎等。

（6）糖尿病分型诊断：见表 10-1。

表 10-1　糖尿病 1 型、2 型分型诊断表

项目	1 型（T1DM）	2 型（T2DM）
发病年龄	儿童和青少年以 T1DM 为主	成人中最常见的糖尿病类型
发病时体重	起病之前体重多属正常或偏低。病程进展中出现不同程度的消瘦，比 T2DM 更明显	有明显的超重、肥胖，体重严重超标者更多。病程进展中可出现不同程度的消瘦
临床症状	大多有明显临床症状，且发生较急，酮症酸中毒是 T1DM 一个致命的急性并发症。大多数患者出现症状后可在 1 周至 3 个月内得到诊断，多无 T2DM 家族史	患者起病症状较为隐匿，通常是由于体重过重或胰岛素抵抗引起的疲乏，就诊或常规体检偶然发现有尿糖；而早期有多饮、多尿典型症状者相对少见。> 80% 有 T2DM 家族史
发病机理	免疫介导的胰岛细胞破坏，自身抗体阳性，内源性胰岛素产生不足或缺乏而引起代谢紊乱，因此治疗必须依靠外源性胰岛素	胰岛素抵抗和胰岛素进行性分泌不足是此型糖尿病特征，自身抗体阴性。很少发生酮症酸中毒，但在严重感染或其他紧急情况时需要胰岛素纠正高血糖的症状

近年来随着肥胖儿童的日趋增多，儿童 2 型糖尿病的发病率显著上升。另外，有些 2 型糖尿病患者，也可能缓慢发展为 1 型糖尿病。

2. 鉴别诊断

（1）非葡萄糖性糖尿：果糖尿或戊糖尿等均无三多症状，而且空腹血糖和糖耐量试验正常，与糖尿病容易鉴别。

（2）非糖尿病性葡萄糖尿：肠道吸收糖类速度加快或肾糖阈降低，均可在尿中出现葡萄糖。前者呈食后糖尿，后者为肾性糖尿。鉴别主要依靠空腹血糖及糖耐量试验，二者均正常。

（3）婴儿暂时性糖尿：婴儿于急性感染时表现为发热、呕吐和腹痛，同时可有尿糖、酮体及血糖增高，经过补液等一般处理或少量的胰岛素能很快恢复正常。与糖尿病不同。

（4）尿崩症：又称垂体加压素缺乏症，以多饮和排出大量稀释性尿为特点。幼儿常出现遗尿、夜尿次数增多，随之有烦渴多饮，病情逐渐加重，体温可升高，体重明显降低，严重脱水时可致脑损伤及智力缺陷，患儿很少出汗，皮肤苍白干燥，食欲减退，喜饮凉水，每日尿量可达 4～10L。尿淡如水样，尿比重 1.001～1.005，尿渗透压低至 50～200mmol/L，与糖尿病之多尿不同，禁饮－加压素试验可明确诊断。

【辨证论治】

1. 辨证要点

（1）辨阴虚燥热：本病以阴虚为本，燥热为标，两者互为因果，常常并见，但因体质、病程、病情的不同，二者表现各有偏重。大体初病多以燥热为主，病程较长者则阴虚与燥热互见，日久则以阴虚为主，进而由阴损及阳，出现阴阳俱虚之证。

（2）辨虚实寒热：消渴病情演变是一个虚实寒热互相转化的复杂过程。本病初起多表现为口大渴，喜冷饮，烦躁不安，多食善饥，口干舌燥，大便干结，为燥热偏盛为主；日久损伤其阴益甚，可见尿频量多，眩晕耳鸣，潮热盗汗，腰膝酸软，手足心热等阴虚之证，此时以正虚为主；若病程缠绵，阴损及阳而致脾肾阳衰则可见口渴频饮，喜热饮，昼轻夜重，饮多溲更多，形体羸瘦，手足逆冷等阳虚寒盛之证。若是因正气亏虚，卫外不固，感受外邪，毒侵肌肤而发为疮疖痈疽等症，则为热毒内蕴之邪实证。

（3）辨上中下消：消渴是以多饮、多食、多尿为主症的疾患，三者往往同时并见，但有轻重之分。根据消渴的临床表现辨其主要病变脏腑，分为上、中、下消。通常把多饮症状突出者称为上消，多食症状突出者称为中消，多尿症状突出者称为下消。《医贯·消渴论》说："上消者，舌上赤裂，大渴引饮……中消者，善食而瘦……下消者，烦渴引饮，耳轮焦干，小便如膏。"上消以燥热伤津为主要病机；中消以热耗胃阴为主要病机；下消为上中消日久，损伤肾中元阴元阳所致。由于三消症状互为并见，且有密切的内在联系，实难截然划分。本病常因多尿而耗伤津液，津液耗伤则多饮多食，所谓的上消中消之证则随之而起；由于水谷精微下泄不能濡养机体，虽多饮多食而肌肤日益消瘦，五脏焦枯，精微下泄，小便增多，下消之症见矣。由此可见，三消的症状虽有差异，但其基本病机则一，故无须截然以三消分证，辨别三消轻重只是作为辨证治疗时的参考。

（4）辨本证兼证：多饮、多食、多尿和消瘦为本病的基本临床表现，而诸多兼证（并发症）则是本病的另一特点。本证和兼症的关系，一般以本证为主，兼证为次，多数患者先见本证，随病情发展而出现兼证，但也有与此相反者，三多和消瘦的本证不明显，常因痈疽、眼疾、心悸、中风等疾病而发现本病。根据治病必求其本的原则，在治疗上当以图本为主，同时兼顾并发症的不同情况加以处治。

（5）辨危急重证：消渴日久，或因治疗不当，或因感受外邪可使消渴症状加重，症见面色潮红，头晕烦躁，恶心呕吐，目眶内陷，口唇樱红，息深而频，且口中有烂苹果味。此为阴津极度耗损，阴不敛阳，虚阳浮越的危重证候，如酮症酸中毒。应积极采取综合措施抢救，否则可有生命危险。

2. 治疗原则

本病的病机是阴虚为本、燥热为标，故清热生津、益气养阴为基本治则。本病的发病过程常以阴虚燥热开始，逐渐损及元气精血，由阴损发展为阴阳两虚或以阳虚为主之证，故治疗上除基本法则之外，还应针对具体病情，及时应用健脾益气、育阴清热、温肾壮阳等法，有实邪时，应适当运用清热解毒、活血化瘀、祛痰开窍、利水消肿等法。

3. 证治分类

（1）燥热伤津

证候　烦渴多饮，口干舌燥，多食易饥，小便频数、量多、色浑黄，身形渐瘦，或胃脘灼热，心烦易怒，大便干结或便闭不通，舌边尖红，苔黄燥或苔少，脉滑数。

辨证　本证常为肺热津伤之上消和胃热津亏之中消并见。多见于消渴初起或急性加重时。证候特征为烦渴引饮，多食善饥，尿频量多，身形渐瘦，大便干结，舌红苔黄燥。其中偏肺热津伤者烦渴多饮，咽干舌燥；偏胃热津伤者胃脘灼热，多食善饥，便秘。

治法　清热生津，养阴增液。

方药　玉女煎合消渴方加减。常用生地黄、麦冬、天花粉、葛根养阴润燥；石膏（先煎）、知母、黄连清热生津。口渴明显者可酌加升麻，使气升津呈而止渴；气短乏力者可加人参、太子参、山药益气生津；大便干结加大黄通下存阴；口舌生疮加黄芩、栀子清热泻脾。

（2）气阴两虚

证候　口渴多饮，精神不振，四肢乏力，气短汗出，形体消瘦，或多食与便溏并见，或食欲不振，舌质红少津，舌苔少，脉细数。

辨证　本证的特征为口渴引饮，神疲乏力，气短汗出，形体消瘦，舌红少津，苔少，脉细数。气虚为主者表现为精神不振，四肢乏力，动则气急汗出；阴虚为主者多表现为口干咽燥，口渴多饮，手足心热，舌苔少，脉细数。

治法　健脾益气，养阴生津。

方药　参苓白术散加减。常用黄芪、太子参、茯苓、白术、山药健脾益气；葛根、天花粉、生地黄、麦冬、沙参养阴生津。便溏加薏苡仁、扁豆健脾化湿；大便干结加火麻仁、柏子仁润肠通便；食欲不振加焦山楂、香橼皮运脾开胃；气短多汗去太子参，加西洋参、煅龙骨（先煎）、煅牡蛎（先煎）养阴固表。

（3）肾阴亏虚

证候　尿频量多，混浊如脂膏，尿甜，口干唇燥，腰膝酸软，头晕耳鸣，多梦，形体消瘦，皮肤干燥，全身瘙痒，舌质红，舌苔少，脉细数。

辨证　本证的临床特点为尿频量多，腰膝酸软，头晕耳鸣，皮肤干燥瘙痒。

治法　滋养肾阴，益精润燥。

方药　六味地黄丸加减。常用熟地黄、枸杞子、山药、茯苓、泽泻补肾益阴；生地黄、牡丹皮滋阴降火；山茱萸、桑螵蛸益肾缩尿。若阴虚火旺，骨蒸潮热，盗汗，可加知母、黄柏、牛膝、龟甲（先煎）养阴清热；尿频色清者加益智仁、乌药、煅牡蛎温肾缩尿；心悸失眠加炒枣仁、首乌藤益阴安神；腰膝酸软加桑寄生、山茱萸补肾益阴；视物不清，两目干涩加沙苑子、决明子养阴明目。

（4）阴阳两虚

证候　小便频数，混浊如膏，甚则饮一溲一，手足心热，潮热盗汗，头晕耳鸣，咽干唇燥，面容憔悴，耳轮干枯，面色黧黑，腰膝酸软，四肢欠温，畏寒怕冷，大便溏薄，舌淡苔白而干，脉沉细无力。

辨证　本证病变重点在肾，为消渴日久常见的较重证型。其特点为既有手足心热、头晕耳鸣、潮热盗汗、咽干唇燥、耳轮干枯等阴亏之症，又有四肢欠温，畏寒怕冷等阳虚表现。偏阴虚者则五心烦热，潮热盗汗，咽干唇燥等症突出；偏阳虚者则小便频数，面色黧黑，四肢不温，畏寒怕冷等症突出。

治法 滋阴温阳，阴阳双补。

方药 金匮肾气丸加减。常用制附子（先煎）、肉桂（后下）、淫羊藿、补骨脂、鹿角霜补肾温阳；黄芪、茯苓益气助阳；山茱萸、菟丝子、枸杞子、牛膝、山药、泽泻补肾益阴。口渴明显加北沙参、玉竹、天花粉养胃清热；尿多加乌药、益智仁温肾缩尿；头晕加夏枯草、菊花潜阳平肝；舌质紫暗加丹参、红花活血化瘀。

（5）瘀血阻络

证候 口渴尿多，小便混浊，大便燥结，胸胁刺痛，肢体麻木或疼痛、感觉异常，眩晕耳鸣，肌肤甲错，舌质紫暗或有瘀斑、瘀点，舌下络脉粗大而长，脉来细涩。

辨证 本证的特点为在消渴临床表现的基础上出现肢体麻木，肌肤甲错，胸胁刺痛，感觉异常，舌质紫暗，脉细涩等血瘀之证。从微观辨证方面也可得到不少依据，如全血比黏度、血浆比黏度、血细胞比容多增高，甲皱微循环改变等。

治法 活血化瘀，养阴清热。

方药 复元活血汤合增液汤加减。常用川芎、赤芍、当归、丹参、红花、桃仁活血化瘀；生地黄、玄参、麦冬、天花粉养阴清热。肢体麻木加僵蚕、桑枝、牛膝祛风通络；胸胁刺痛加佛手、郁金行气活血；大便干结加大黄（后下）、虎杖通便活血；肌肤甲错加苏木、鸡血藤活血止痛。

瘀血阻络证在消渴病中可以列为单一证型，但更多者是伴随着其他证型出现，所以，临床多在其他证候治法的基础上加用活血化瘀药物。常用的活血化瘀药物有：丹参、红花、桃仁、川芎、水蛭等。

消渴（糖尿病）患儿可以出现种种兼证（并发症），其病因多与燥热伤津、肝肾亏虚、瘀血阻络相关。如糖尿病足患肢皮肤干而无汗，肢端刺痛、灼痛、麻木、感觉减退或缺失，重者发生坏疽、溃疡，乃气虚血滞、脉络瘀阻，宜用补气活血通络治疗，如补阳还五汤，药用黄芪、当归、赤芍、地龙、川芎、延胡索、红花等；肢凉加桂枝、细辛、生姜、姜黄、鸡血藤温经活血；红肿热痛加金银花、野菊花、蒲公英、紫花地丁、黄连清热解毒。并发目盲、夜盲、耳聋者，以肝肾亏虚为主，宜用滋补肝肾、益精养血治疗，如杞菊地黄丸，药选枸杞子、菊花、熟地黄、当归、牡丹皮、山茱萸、山药、茯苓、白芍、沙苑子、木贼、夜明砂、蝉蜕、羊肝等。若是消渴日久并发水肿、肺痨、中风等症，可参考有关疾病辨证施治。

【其他疗法】

1. 中药成药

（1）降糖甲片：每片 350mg。每服 2～4 片，1 日 3 次。用于 2 型糖尿病气阴两虚证。

（2）六味地黄口服液：每支 10mL。每服 < 6 岁 5mL、> 6 岁 10mL，1 日 2 次。用于肾阴亏虚证。

（3）金匮肾气丸：每 100 粒重 20g。每服 5～20 粒，1 日 2 次。用于阴阳两虚证。

（4）复方丹参片：每片重 0.32g（相当于饮片 0.6g）。每服 1～2 片，1 日 2～3 次。用于瘀血阻络证。

2. 食疗方药

（1）山药，每日 100～250g，煎汤代茶，或作菜肴或作点心，长期食用。用于各证。

（2）枸杞子，每日 10～15g，与适量猪肝或肉炖汤，长期佐餐。用于各证。

（3）南瓜粉，每日 30g，水煎服，1～3 个月为 1 疗程。用于各证。

3. 针灸疗法

（1）体针

1）肺俞、鱼际、膈俞、胰俞（在肝俞、膈俞连线之中点）、合谷。渴者加金津、玉液；便干加胃俞、丰隆。操作：肺俞用补法，余穴用泻法，留针 20 分钟，隔 10 分钟行针 1 次。每日选 3～4 穴，1 日 1 次或隔日 1 次，轮换施治，10 日为 1 疗程（下同）。用于燥热伤津证。

2）脾俞、中脘、足三里、地机。乏力加胃俞；肢体困重加三阴交。操作：脾俞、足三里、地机用补法，余穴用泻法。有血瘀者加肺俞、膈俞，诸穴均用平补平泻法。用于气阴两虚证。

3）肾俞、关元、三阴交、胰俞、太溪，症状明显者加中脘、气海。操作：肾俞、关元、三阴交、太溪用补法，余穴用泻法。用于阴阳两虚证。

也可按三消取穴：①上消，属燥热伤肺，治宜清热润肺，生津止渴。取穴：胰俞、肺俞、太渊、合谷、鱼际、少府。②中消，属胃热炽盛。治宜清胃泻火，养阴增液。取穴：胰俞、胃俞、中脘、足三里、三阴交、内庭。③下消，属肾阴亏虚。治宜滋阴补肾，润燥止渴。取穴：胰俞、肾俞、三阴交、太溪、照海。下消证属阴阳两虚者，治宜温阳滋阴，补肾固摄。取穴：复溜、肾俞、命门、胰俞、关元。

（2）耳针：渴点、内分泌、皮质下、胰点、奇穴，埋针或将王不留行籽紧压固定于穴位上，留置2～3日，两耳交替选用，并常用手按压刺激以达到治疗目的。

（3）灸法：胰俞、肾俞、膈俞、足三里、三阴交、太溪。操作：隔姜灸、艾灸均可，1日2次，每次5～10壮。用于阴阳两虚证。

4. 西医疗法

儿童糖尿病多数为1型，需要应用胰岛素治疗和饮食控制。

【防护康复】

1. 预防

（1）平时注意锻炼身体，增强体质。避免反复感染。

（2）饮食要有规律，不要多食肥甘厚味。

（3）父母及保育人员应注意观察，早期发现，及早治疗。

2. 护理

（1）合理调节饮食，食物品种多样，定时定量。以蔬菜、豆类、瘦肉、鸡蛋为宜，碳水化合物进入量宜中等度限制，避免高脂肪、高糖饮食。

（2）要向患儿及家长解释病情，消除其思想负担，并教会家属饮食控制的方法和胰岛素、中药的应用方法。

3. 康复

（1）症状缓解后坚持定期检查血糖，按血糖水平调整药物用量。

（2）长期坚持饮食管理。

【审思心得】

1. 循经论理

中医学早在《黄帝内经》就已有该病记载。《素问·奇病论》说："此肥美之所发也，此人必数食甘美而多肥也。肥者令人内热，甘者令人中满，故其气上溢，转为消渴。"认为肥人易患消渴。《灵枢·五变》谓："五脏皆柔弱者，善病消瘅。""怒则气上逆……转而为热，热则消肌肤，故为消瘅。"提出消瘅与脏气柔弱、内热消灼肌肤有关。《诸病源候论·小儿杂病诸候·热渴候》首先记载小儿"热渴"："小儿血气盛者，则脏腑生热，热则脏燥，故令渴。"提出内脏燥热是本病主要病机。

明代王肯堂在《证治准绳·消瘅》中明确将消渴分为三消："渴而多饮为上消，消谷善饥为中消，渴而便数为下消。"又有《幼幼集成·消渴证治》论小儿消渴："夫消渴者，枯燥之病也。凡渴而多饮为上消，肺热。多食善饮为中消，胃热也。渴而小便数，膏浊不禁为下消，肾热也。虽为火盛水衰之证，然由虚热者多，实热者少，若作有余治之，误之甚也。"上消燥热在肺，肺燥津伤则口渴多饮；热郁于胃，消灼胃液，则多食善饥；虚火在肾，肾精亏虚，肾失封藏，则尿多而浑。肺胃肾三脏腑又互有影响。如肺燥津伤，津失敷布，则胃失濡润，肾失滋源；胃热盛者，既可上灼肺津，又能下耗肾阴；而肾阴不足，水亏火旺，亦可上炎肺胃，终致肺燥、胃热、肾虚同病。对于消渴的三消分证及其主要病机有了明确的认识。《临证指南医案·三消》云："三消一证，虽有上、中、下之分，其实不越阴亏阳亢，津涸热淫而已。"更精炼地提出了本病发生的主要机理在于"阴亏阳亢，津涸热淫"。《石室秘录·内伤门》说："消渴之证虽分上中下，而以肾虚致渴则无不同也。"强调了消渴之发虽与肺脾胃肾相关，但其中尤以肾虚最为重要。

2. 证治有道

消渴的中医药治疗，前人有诸多治法方药可供我们学习借鉴，但儿科消渴同样证情复杂多样，临床使用时还必须结合儿童体质特点、证候变化灵活使用。

对于儿科最为常见的燥热伤津证，《金匮要略·消渴小便不利淋病脉证并治》说："渴欲饮水，口干舌燥者，白虎加人参汤主之。"创立白虎加人参汤治疗，方用石膏、知母、炙甘草、粳米、人参，有清热、益气、生津之功，适用于胃热伤津而口干多饮者，用于治疗阳明燥热内盛，而致气阴耗伤之证。调胃承气汤适用于消渴之胃热亢盛证。津伤重，口渴甚者，可加生地黄、西洋参、麦冬、北沙参、玉竹生津清热；胃热盛，消谷善饥、小便数、大便坚，可加玄参、麦冬、生地黄、大黄、芒硝增液承气。若是以肺热津伤为主，则宜用《丹溪心法》消渴方加减，常用天花粉、黄连、黄芩、生地黄、葛根、麦冬、蜂蜜，以清肺、生津、止渴。多饮重者，可加乌梅、白芍、五味子、甘草敛阴生津；肺热重，咽红肿者，可加金银花、牛蒡子、蒲公英、玄参清热滋阴降火。

气阴两虚证以脾气虚、胃阴伤为主，治当补益脾气、滋养胃阴，方选参苓白术散合生脉散加减。常用黄芪、人参、茯苓、白术、山药、甘草健脾益气；麦冬、天冬、沙参、生地贡、天花粉、葛根养阴生津。气短汗多，加五味子、山茱萸、西洋参、牡蛎养阴固表；食少腹胀，加鸡内金、焦山楂、香橼皮、砂仁运脾开胃；大便溏薄加薏苡仁、扁豆、苍术、佩兰健脾化湿；大便干结加火麻仁、柏子仁、瓜蒌子、玄参润肠通便。

肾阴亏虚证以下焦为重，治当补养肾阴，益精固肾，方选六味地黄丸加减。常用熟地黄、枸杞子、山药、茯苓、龟甲补肾益阴；生地黄、牡丹皮、知母、黄柏、牛膝滋阴降火；山茱萸、五味子、桑螵蛸固肾缩尿。尿频量多色清，加乌药、益智仁、煅牡蛎补肾缩尿；两目干涩，视物不清，加沙苑子、石斛、决明子养阴明目。若见烦渴、头痛、唇红舌干、呼吸深快者，是阴伤阳浮，宜用人参、麦冬、天冬、鳖甲、龟甲、五味子等滋阴潜阳；若见神昏、肢厥、脉微细等阴竭阳脱危象者，可用参附龙牡救逆汤益气敛阴、回阳救逆。这些重症皆当同时配合西药治疗。

阴阳两虚证因病程日久，阴损及阳，肾阳衰微，固摄无权，蒸腾气化无力，清浊相混，成以下消为主的三消重症。《金匮要略·消渴小便不利淋病脉证并治》说："男子消渴，小便反多，以饮一斗，小便一斗，肾气丸主之。"此方以附子、肉桂温肾阳、补命火、助气化、散寒饮，以六味地黄补益肾精真阴，成阴阳并补之方。关于消渴治疗何以要用附子、肉桂等热药的问题，明代赵献可《医贯·消渴论》中有阐述："盖因命门火衰，不能蒸腐水谷……上润于肺，如釜底无薪，锅盖干燥，故渴。至于肺亦无所禀，不能四布水津，并行五经，其所饮之水，未经火化，直入膀胱，正谓饮一升溲一升，饮一斗溲一斗。试尝其味，甘而不咸可知矣。故用附子、肉桂之辛热，壮其少火，灶底加薪，枯笼蒸溽，槁禾得雨，生意维新。"若见四肢不温、指端麻木、肌肤苍白、感觉迟钝等症，是阳气不能温煦四肢，可用黄芪桂枝五物汤加减，取益气通阳、养血温经之功。

瘀血阻络证在消渴病中常见，但多为与其他证型合并发生，所以，常在其他证候治法的同时加用活血化瘀药物。临床常用者如，清肺生津活血加川芎、桃仁、丹参；清胃养阴活血加赤芍、桃仁、苏木；补气养阴活血加黄芪、当归、郁金；补肾滋阴活血加牡丹皮、水蛭；育阴温阳活血加桂枝、红花等。

1型糖尿病需要用胰岛素治疗，由医生依据年龄、病程、生活方式和既往健康状况等制订个体化方案执行。酮症酸中毒是儿童糖尿病的急症，症状可见恶心、呕吐、呼气烂苹果味等，急需查血气分析、血糖、尿糖和酮体的变化，积极采用液体疗法、胰岛素、控制感染等西医治疗措施。

《素问·奇病论》已经提出消渴常见于"数食甘美而多肥"者，因此，消渴病情无论轻重，都应长期坚持合理的饮食控制并结合饮食疗法。养成正确、有规律的饮食习惯，不偏食、不挑食、不宜吃零食，荤素搭配合理，种类丰富；主食粗细搭配，数量应少。饮食不过饱，少食或不食肥甘滋腻之品，必要时可少食多餐。平素适当多食用蛋白类食品和新鲜蔬菜等，糖类以含纤维素高的糙米、玉米等粗粮为主。有些食物具有清热养阴益气的疗效，兼顾饮食和治疗的双重作用，如荞麦、燕麦、南瓜、山药等，常吃此类食物对消渴患儿有一定帮助。

第十一章　维生素D缺乏性佝偻病

【概述】

维生素 D 缺乏性佝偻病是因体内维生素 D 不足而引起全身钙、磷代谢失常的慢性营养不良性疾病。以骨骼改变为主要临床特征。由于钙盐不能沉着于骨骼的生长部位而使骨骼发育发生障碍。本病虽然很少直接危及生命，但因发病缓慢，易被忽视，一旦骨骼发生明显改变，同时已影响神经、肌肉、造血、免疫等组织器官的功能，常常出汗增多，卫外功能下降，容易并发感冒、咳嗽、肺炎喘嗽、泄泻等疾病。由于日照时间短、户外活动少，本病好发于北方、冬季。从发病年龄看，以 9 个月至 2 岁的婴幼儿居多。人工喂养的婴幼儿发病率高于母乳喂养儿。

"佝偻"一词，首见于《庄子·达生》："仲尼适楚，出于林中，见佝偻者承蜩，犹掇之也。"隋代巢元方《诸病源候论·小儿杂病诸候》中已明确提出日照对小儿生长发育及抵御风寒的重要性，其后历代医籍中的汗证、夜惊、疳证、五迟、五软、鸡胸、龟背等病证中，均有相似于佝偻病的论述。概属于小儿弱证的范畴。

1986 年 5 月卫生部颁发了佝偻病的防治方案，将本病列为儿科重点防治的四病之一。治疗佝偻病的中药方剂不但也含有一定量的维生素 D 和钙，而且其补益脾肾、扶助运化等作用，对于维生素 D 和钙的吸收与利用可以发挥有益的作用，显示出中医辨证论治在本病治疗中有其一定的优势。

【病因病机】

维生素 D 缺乏性佝偻病的病因有先天与后天两方面。先天因素在于禀赋不足，因父母精血不足或孕期胎养失周，使小儿出生后便肾脾内亏、气血虚衰。后天因素为调护失宜，患儿因户外活动少，日照不足，肌肉筋骨软脆；加之喂养不当，损伤脾胃，气血虚弱，营养失充，脏腑失于滋养而成。

1. 肾虚骨弱

肾藏精、生髓、主骨。先后天病理因素造成肾气亏虚，髓海不足，精气不充，骨失所养，骨骼软弱，以致坐立行走无力，头颅软化，囟门迟闭，牙齿晚出，甚至鸡胸龟背等。

2. 脾虚失运

脾土化生气血，荣养五脏六腑，主四肢肌肉。患儿脾胃薄弱，运化无力，导致营养失充，不能化生水谷精微以充养肌肉四肢，使手足肢体失去濡养滋润而软弱无力。

3. 五脏失濡

本病病机以脾肾亏虚为主，但五脏阴阳气血相关。除脾虚肌肉失养四肢无力、肾虚精髓失充骨失所养外，因肺卫失于涵养则卫外不固而多汗、肾阴亏虚肝阳亢旺则烦躁不安、心阴失养心火内盛则夜啼少寐，形成五脏失主的各种症状。

【临床诊断】

1.诊断要点

本病临床主要按分期、分度诊断。

（1）临床分期：依据年龄、病史、症状、体征、X线及生化检查等综合资料，可分为活动期（初期、激期）、恢复期和后遗症。

初期：多自3个月左右开始发病。早期常有非特异性的神经精神症状，如夜惊、多汗、烦躁不安等，枕秃也较常见。同时可有轻度的骨骼改变。X线摄片可无异常或见临时钙化带模糊变薄、干骺端稍增宽。血生化改变轻微，血钙、血磷正常或稍低，碱性磷酸酶正常或稍高。

激期：常见于3个月至2岁的小儿，有明显的夜惊、多汗、烦躁不安等症状。同时可有中度的骨骼改变体征。X线摄片可见临时钙化带模糊消失，干骺端增宽，边缘不整呈云絮状、毛刷状或杯口状，骨骺软骨加宽。血钙、血磷均降低，碱性磷酸酶增高。

恢复期：活动期经晒太阳或维生素D治疗后，症状逐渐好转而致消失，体征逐渐减轻、恢复。X线摄片可见临时钙化带重现、增宽、密度加厚，血钙、血磷、碱性磷酸酶恢复正常。

后遗症：多见于 3 岁以后的小儿，经治疗或自然恢复，症状消失，骨骼改变不再进展，X 线及生化检查正常，仅留有不同程度的骨骼畸形。

（2）临床分度：依据骨骼体征改变的程度可分为以下 3 度。

轻度：可见颅骨软化、囟门增大、轻度方颅、肋串珠、肋膈沟（郝氏沟）等改变。

中度：可见典型的肋串珠、手镯、肋膈沟，轻度或中度的鸡胸、漏斗胸、"O"或 "X" 形腿，也可有囟门晚闭，出牙延迟等明显的改变。

重度：可见明显的肋膈沟、鸡胸、漏斗胸、脊柱畸形、"O" 或 "X" 形腿，病理性骨折等严重改变。

2. 鉴别诊断

（1）维生素 D 依赖性佝偻病：系隐性遗传性疾病，可在 1 岁内发病，有严重佝偻病症状，生长发育迟滞，齿釉质发育差，血钙、磷均低，碱性磷酸酶升高，并伴有氨基酸尿症。病儿需终身服用大剂量维生素 D_3，尤以补充 $1,25-(OH)_2D_3$ 为最佳。

（2）低血磷抗维生素 D 佝偻病：为遗传性疾病，尚可见散发病例。因肾脏重吸收磷及肠道吸收磷发生障碍，致使血磷下降，尿磷高而血钙正常。多有家族史而无维生素 D 缺乏病史，大多在 1 岁以后发病，2～3 岁后仍有活动性佝偻病表现。骨骼改变较重。服一般剂量的维生素 D 无效。

（3）肾性佝偻病：因肾脏疾患引起慢性肾功能障碍，而致钙磷代谢失常，从而发生佝偻病。除有佝偻病血生化改变及 X 线特征外，常伴有慢性酸中毒及肾功能异常。

【辨证论治】

1. 辨证要点

（1）辨脾虚肾虚：本病早期表现为脾运失健、气血不足之状，常见纳少、乏力、面色少华、肌肉松弛、动则易汗、容易感冒，或兼便溏腹泻等症。日久脾虚及肾，肾不能藏精主骨生髓，出现骨骼改变，如乒乓头、囟门迟闭、方颅、牙齿晚出、肋角外翻、佝偻沟、脊柱侧弯、手镯、O 形或 X 形腿等。

（2）辨病涉它脏：脾肾不足易致肝阳亢而烦躁不安，心火盛而夜啼少寐，肺卫虚而多汗易感。

2. 治疗原则

（1）重在调补脾肾：本病因先天不足，后天失调，气血耗损，积弱而成，故多用补益之法。先天不足者以补肾为主，后天失调者以补脾为先；脾肾俱虚病情迁延者，脾肾兼顾，需在脾健胃和的情况下，使用补肾之品。调其乳食，健脾和胃，资其化源，补后天滋先天，使精微得充，五脏得养，诸虚可复。此外，由于骨骼的生长强壮与肾主骨密切相关，骨赖肾阴以生，依肾阳而长，所以治当注意益肾填精，温肾壮骨。

（2）改善它脏证候：从整体调节出发，调补脾肾之外，辨证论治，配伍宁心安神、平肝潜阳、调和营卫等治法，改善全身症状。同时做到加强护理、改善体质，标本并治。

3. 证治分类

（1）气血不足，脾虚肝旺（初期）

证候　多自3个月左右开始发病，常见烦躁夜啼、表情淡漠、纳呆、多汗、枕秃、囟门迟闭、乳牙迟出或少出、肌肉松弛，或有贫血、肝脾肿大等，舌淡红、苔薄白，指纹淡青，脉细无力。

辨证　本证的特点是骨骼的变化尚未显著而精神症状突出，属于脾虚肝旺为主之证。脾虚则纳呆，肌肉松软；肝旺则烦躁不安；心火内亢则夜啼；土不生金，肺卫不固则多汗；脾不养肾，则囟门迟闭，齿迟等。

治法　健脾柔肝，培土抑木。

方药　柴芍六君子汤加减。常用党参、苍术、炒白术、茯苓、陈皮、炙甘草补脾助运；柴胡、炒白芍、钩藤、牡蛎平肝抑木。

烦躁不安者，加石决明、蒺藜、龟甲平肝潜阳；夜啼不宁者，加煅龙骨、蝉蜕、灯心草镇惊安神；肌松乏力者，加黄芪、人参、黄精补脾益气；纳呆便溏者，加焦六神曲、炒山药、鸡内金健脾助运；汗多不温者，加桂枝、白芍、生姜、红枣调和营卫。

（2）脾肾两虚，骨失所养（激期）

证候 常见于 3 个月至 2 岁的小儿，除见有初起症状外，肋膈沟、手镯、鸡胸或漏斗胸、O 形或 X 形腿、脊柱畸形等，舌质淡红，苔薄白，脉细无力。

辨证 本证除有精神症状外，还有中度的骨骼改变，X 线摄片可见临时钙化带模糊消失，干骺端增宽，边缘不整齐呈云絮状、毛刷状或杯口状，骨骺软骨加宽，血钙、磷均降低，碱性磷酸酶增高。

治法 健脾补肾，温经壮骨。

方药 黄芪建中汤加味。常用黄芪、桂枝、白芍、生姜、红枣、饴糖温脾通经；煅龙骨（先煎）、煅牡蛎（先煎）镇惊固表；鹿角霜、龟甲（先煎）补肾壮骨。

脾湿中阻，便溏苔腻者，加苍术、藿香、丁香燥湿助运；汗出淋漓者，加党参、茯苓、浮小麦益气固表；胃阴不足、口燥便秘者加玉竹、生地黄、制首乌养阴润燥。

（3）肾虚骨弱，骨骼畸形（后遗症）

证候 多见于 3 岁以后的小儿，常见鸡胸、龟背、O 形腿及 X 形腿，兼见面色㿠白，走路不稳，容易跌扑，平时易于感冒，舌淡红，脉细弱。

辨证 本证系迁延日久的后期证候，有明显的骨骼改变，表现为运动障碍，可伴有全身营养不良、精神发育迟缓和贫血，血钙、磷及碱性磷酸酶正常，X 线检查干骺端病变消失。

治法 补肾益精，温养真元。

方药 补肾地黄丸加味。常用熟地黄、山药、山茱萸、茯苓、牡丹皮、泽泻补肾养阴；五加皮、牛膝、续断、紫河车（研末吞服）益精壮骨。

若面色㿠白、四肢不温、肌松形瘦、阳虚较著者，可加用鹿茸研粉服，每日 0.5g，连服 1 个月，鼻衄、便秘者勿服。骨骼改变较著者，还可加用龟甲、鳖甲、鸡内金、鹿角片磨粉，每日吞服 2～3g。

【其他疗法】

1. 中药成药

（1）龙牡壮骨颗粒：每袋 3g。每服＜2 岁 5g、2～7 岁 7g、＞7 岁 10g，1 日 3 次。用于脾虚肝旺证。

（2）玉屏风颗粒：每袋 5g。每服 1～3 岁 1/3 袋、3$^+$～7 岁 1/2 袋、>7 岁 1 袋，1 日 3 次。用于肺脾气虚证。

（3）六味地黄口服液：每支 10mL。每服<6 岁 5mL、>6 岁 10mL，1 日 2 次。用于肝肾亏虚证。

2. 食疗方药

（1）牛骨髓汤：鲜牛骨髓 1 根，不加油盐，炖汤喝。连服 1～2 个月。用于脾肾两虚证。

（2）羊骨粥：生羊胫骨 1～2 根，敲碎，加水适量，煮 1 小时，去骨渣后加糯米适量，红枣 10 枚，煮稀粥，1 日 2～3 次分服。用于脾肾两虚证。

【防护康复】

1. 预防

（1）普及卫生预防知识，强调日照的重要性，多晒太阳，冬季也应坚持户外运动，更多地晒太阳。

（2）按时进行体格检查，及早发现，及时预防。

（3）妊娠期和哺乳期妇女口服维生素 D、钙。饮食应富含有丰富的维生素及钙、磷、蛋白质，可起预防作用。

（4）新生儿坚持母乳喂养，适量饮乳，及时添加辅食，如肝、蛋黄等。

2. 调护

（1）居室阳光充足，注意开启窗户、拉开窗帘，让阳光直射或折射到房间，使小儿（特别是婴儿）有充足的阳光照射。风和日丽之时抱婴儿到室外或阳台接受日光直接照射，幼儿要有足够的户外运动，要求全身大面积的皮肤暴露在日光下。高温季节可在室外非阳光直接照射下进行，冬季要尽可能多皮肤暴露于日光下（如趴在家人腿上，暴露臀部）。平均每日户外活动应达 2 小时。

（2）防止受凉，注意避免呼吸道感染，防止跌跤及外伤。

（3）不要过早地让患儿站立或行走，以免骨骼变形而发生畸形。

3. 康复

（1）患儿恢复后，仍然需要保证每天有一定时间的户外活动，接受阳光照射。

（2）婴幼儿都要适量饮乳，食物中轮换应用蛋黄、肝（如猪肝、鸡肝、羊肝、牛肝）、海产品（如海鱼、虾皮、虾米、海带、紫菜等）、豆制品（如豆浆，豆粉，豆腐，腐竹等）、蔬菜（如金针菜、胡萝卜、小白菜、小油菜）等。

【审思心得】

1. 循经论理

有关本病病因病机的早期论述，见于《诸病源候论·小儿杂病诸候·养小儿候》："天和暖无风之时，令母抱日中嬉戏，数见风日，则血凝气刚，肌肉硬密，堪耐风寒，不致疾病。若常藏于帷帐之内，重衣温暖，譬如阴地之草木不见风日，软脆不任风寒。"《诚书·论行迟》认识到骨骼发育不良与禀赋不足、少见风日、饮食不调三者有关："骨属肾，肾有亏则膝骨未成而行迟，此禀在先天者，十有一二。至若生下周岁内，重帷深闭，不见风日，与终日怀抱，筋骨未曾展舒，此后天珍惜太过，十有二三。又有离胎多病，与饮病乳，或过食肥甘，则疳症所侵，血气日惫，十有六七。"《张氏医通·婴儿方·五迟五硬五软》论述肝肾气血不充，则影响到小儿筋骨萎弱、运动功能迟缓和齿、发的生长："盖肾主骨，齿者骨之余，发者骨之荣，若齿久不生，生而不固，发久不生，生则不黑，皆胎弱也。良由父母精血不足，肾气虚弱，不能营养而然。若长不可立，立而骨软，大不能行，行则筋软，皆肝肾气血不充，筋骨萎弱之故。"

有关本病主要症状的描述，最早见于《庄子·达生》："仲尼适楚，出于林中，见佝偻者承蜩，犹掇之也。"后来也就将"佝偻"作为本病病名，在"五迟五软""汗证"等病中也有不少相关记述。对于本病的常见症状在不少古籍中有记载，如《诗经》中"籧篨"指鸡胸，《山海经》中"交"指 X 形腿，《庄子》中"却曲"指 O 形腿。《神农本草经》下品五加项下曰："益气疗躄，小儿不能行。"以躄为下肢畸形、影响行走的疾病。

佝偻病的病变主要与脾、肾、肝脏亏虚、功能失职有关，因而治法要在补脾、益肾、强肝。《婴童类萃·行迟论》说："肾主骨，肝主筋。骨得髓则坚健，筋得血则流通。小儿脚软行迟，亦禀受胎气之不足耳，宜滋肾水、益肝气、养血、补脾之药，何患乎不行也！启脾丸间地黄丸服。"《仁斋小儿方论·杂证·行迟论说》："骨者髓之所养，小儿气血不充，则髓不满骨，故软弱而不能行，亦肝肾俱虚得之，肝主筋，筋弱而不能束也。地黄丸加牛膝、五加皮（酒炙）、鹿茸。"

本病重在预防和早期治疗，一旦骨骼畸形形成，即佝偻病后遗症便较难治疗。如《活幼心书·龟胸》说："背高如龟之状，名曰龟背，终成痼疾，何以为治！"《幼科发挥·肺所生病》也说："龟胸、龟背，书皆有之，无治法也。"

2. 证治有道

维生素 D 缺乏性佝偻病是由于营养性维生素 D 缺乏导致钙、磷代谢紊乱，而其形成的主要病因，则与日照不足、喂养不当，以及一些早产儿体内钙磷储量较少有关。因此，《诸病源候论·小儿杂病诸候·养小儿候》："天和暖无风之时，令母抱日中嬉戏。"是十分重要的预防和治疗措施。食物摄入的维生素 D 和钙、磷需要消化道的吸收，进入体内的维生素 D 还必须经过肝和肾的两次羟化，转化为 $25-(OH)_2D_3$，才能发挥它的生理效应，代谢过程中任何一个环节发生障碍或缺陷，都可以发生佝偻病，因此，本病又是与多个脏器的功能相关的。

中医学也认为本病的发生发展与脾、肺、肝、肾等多脏相关，在疾病的不同阶段所病之脏有所不同，临床常采用疾病分期与五脏辨证相结合的方法论治。

初期常见脾虚肝旺证，尤其是先天不足或是秋季出生后冬季日晒过少者。病以脾气亏虚表现为主，常见纳呆、肌肉松软、或有贫血等症状，健脾助运是治疗主法，常用异功散加味，如党参、黄芪、白术、茯苓、炙甘草、陈皮、鸡内金、焦六神曲等，兼见血虚加当归、白芍、熟地黄。脾肺两虚者多汗枕秃，加煅龙骨、煅牡蛎、五味子固涩止汗；脾虚肝旺者烦躁不安，加钩藤、白芍、石决明平肝潜阳；心肝火旺者夜惊夜啼，加酸枣仁、蝉蜕、灯心草镇惊安神。

激期常见脾肾两虚证，即在脾虚的基础上已经出现肾气亏虚的证候。脾虚证候如前证，但是在本期脾虚证可能在阳虚表现更为明显，如脾阳不振的纳呆食少、坐立行走无力、四肢欠温，以及进而影响到卫阳不足的多汗而汗出不温，此时需要健脾温阳，故取黄芪建中汤加味，健脾气仍取黄芪、党参、白术、茯苓、炙甘草，温脾阳则取桂枝、白芍、生姜、红枣。肾虚证主要表现为骨骼改变已经出现，因而可加血肉有情之品如鹿角霜、龟甲、鳖甲补肾壮骨。汗出过多者加煅龙骨、煅牡蛎、五味子、瘪桃干固涩止汗；纳呆便溏者加苍术、藿香、炒山药、焦山楂健脾助运；

夜惊睡眠不宁者，加炒枣仁、珍珠母、淡竹叶、莲子养心安神。

恢复期是激期患儿经晒太阳或维生素 D、中药、食疗等治疗后，症状、体征逐渐好转的阶段，如果本期还有临床症状，可以按以上两期治法继续辨证治疗，以助康复。

后遗症期是前期病情未能得到有效控制，造成胸肋沟、鸡胸、龟背、O 形腿、X 形腿等骨骼畸形的后遗症。病至这一阶段，应当采取多种方法配合治疗，如继续注意多晒太阳及饮食调养，同时要加强体格锻炼增强体质，采取主动或被动运动方法矫正骨骼畸形：如胸部畸形可作腹卧位抬头展胸运动、下肢畸形可作肌肉按摩（O 形腿按摩外侧肌群，X 形腿按摩内侧肌群）等。本期证属肾虚骨弱，可伴见面色㿠白、走路不稳、容易跌扑症状，治当补肾益精壮骨，用六味地黄丸加味补益肾阴，可增龟甲、鳖甲、鹿角片必要时加用紫河车、鹿茸等血肉有情之品补肾生精壮骨，兼有肾阳虚证腰脚酸软，肢凉畏寒，小便频数、尿多清长者加用补骨脂、巴戟天、菟丝子、肉苁蓉等温补肾阳。如有肌肉松软、乏力者，加用异功散健脾助运；多汗易罹外感者，加用玉屏风散及煅龙骨、煅牡蛎补肺固表。本证可以用辨证配方制作为糖浆剂、膏剂长期服用。

近年来，不少学龄儿童检查发现维生素 D、钙低下，究其原因，在于整天在教室上课，室外活动太少，嘱家长尽量增加儿童户外日光下活动后好转，值得引为注意。

第十二章 免疫性血小板减少症

【概述】

免疫性血小板减少症（immune thrombocytopenia，ITP）是一种由自身抗体介导，以血小板较少为特征（PLT < 100×10⁹/L）的自身免疫性出血性疾病。ITP 既往也被称为特发性血小减少性紫癜，但现在研究发现该疾病并非特发性，而是由免疫系统紊乱失调引起。另因临床有将近三分之一新诊断的 ITP 患者无皮肤出血表现，仅存在血小板计数降低，而术语"紫癜"具有误导性，故取消既往的病名，现统称为免疫性血小板减少症。依据病因可将 ITP 分为原发性和继发性两种，原发性 ITP 约占 80%，继发性 ITP 约占 20%。

ITP 一年四季均可发生，以冬春季发病率高。其发病机制虽尚未完全明确，但研究表明，儿童的发病常与感染相关。患儿常在发病前 2～4 周有前驱感染或疫苗接种史。多见于 4～6 岁儿童，男女发病率无明显差异。儿童 ITP 的年发病率为（4～8）/10万。与成人 ITP 不同，儿童 ITP 多为急性起病，出血倾向重，常表现为皮肤黏膜出血，大多数自限，预后较好，但仍有约 20% 的患儿迁移不愈，发展为慢性 ITP。严重者可出现内脏出血，其中颅内出血是极为罕见且最严重的并发症，也是其死亡的主要原因。

由于本病的主要症状是皮肤、黏膜出现瘀点瘀斑，常伴有鼻衄、齿衄等，故属于中医学中的血证范畴，与紫癜、虚劳、肌衄、葡萄疫、鼻衄等病证相关。关于本病的辨证治疗，《景岳全书·血证》说："凡治血证须知其要，而血动之由唯火唯气耳。故察火者但察其有火、无火，察气者但察其气虚、气实。知此四者，而得其所以，则治血之法无余义矣。"这些论述对于我们认识和治疗免疫性血小板减少症具有指导价值。

目前西医治疗 ITP 多使用肾上腺皮质激素和细胞毒类免疫抑制剂，短期内对于出血等症状控制效果尚可，但其不良反应较多，长期预后尚欠理想。中药治疗免疫性血小板减少症虽见效较慢，但副作用远较肾上腺皮质激素和细胞毒类药物小，对于持续性 ITP 和慢性 ITP，包括西药治疗效果不佳及副作用大者，有一定的优势。患儿经治疗起效时往往先出现自觉症状改善，自发性出血现象好转，继而血小板计数逐渐上升。疗程一般需要 2 个月到半年，难治病例需长期调治。如遇大出血危重病例，须采用中西医结合治疗抢救。

【病因病机】

本病的病因常见为两类。一是外感因素，外感风热燥火疫毒等不正之气，内扰营血，灼伤血络，使血液渗出于血脉之外，留著于肌肤之间而出现紫癜。二是内伤因素，由于病后、饮食、疲倦等因素导致脏腑气血虚损，尤其是脾肾亏虚，使脾不统血气不摄血，精血不足阴虚火旺，阴阳失衡。阳络伤则血外溢而见肌衄、鼻衄、齿衄；阴络伤则血内溢而见便血、尿血。

本病病在血分，病涉心、肝、脾、肾四脏，主要病机可归纳为热、虚、瘀。急性期多因外感风热或疫毒之邪，热毒入侵，内扰营血，灼伤血络，迫血妄行，溢于脉外，出现皮肤黏膜紫癜或伴其他出血，多属实证。慢性期常因病程迁延，气血耗伤，以致脏腑气血虚损，以虚证为主，多表现为脾气虚弱、阴虚火旺和脾肾阳虚。出血之后，离经之血瘀于皮下体内，或反复出血，则成为虚实夹杂之证。

1. 风热伤络

小儿腠理疏松，表卫不固，不耐六淫邪侵。外感四时不正之气，尤以风热邪毒入侵，酿成热毒，郁于皮肤，损伤血络，血液外溢而形成紫癜。

2. 血热妄行

不论外感之热毒或内生之郁热，均可使血脉受到火热熏灼，热迫血行，血从肌肤腠理溢出脉外，少则成点，多则成片，瘀积于肌肤之间而成紫癜。

3. 气不摄血

由素体脾虚或病后、食伤等因素，脏腑内伤，脾气亏虚，正气不足，不能统血摄血，血液散漫，外溢肌肤形成紫癜。若久病不愈，反复出血，血出既多，气亦随血而损，以致气血两虚。脾虚则不能统血，气虚则不能摄血，血失统摄，溢于肌肤而成紫癜。

4. 虚火灼络

反复大量出血之后，阴血耗损，肾阴不足，精血匮乏，虚火内生；或久服温热之剂，脏腑阴阳乖张，阴不能抑阳，均可导致虚火灼络、血脉受损而致紫癜反复发作。

5. 脾肾阳虚

小儿禀赋不足，或病程迁延，气随血损，阳气日耗，日久脾肾阳虚，虚寒之象显露，精血难以化生，血脉失去温煦，血液溢于络外。

现代研究认为本病的前驱病多为病毒、细菌感染，由于免疫因素的作用，产生血小板相关抗体，引起血小板损伤、血小板寿命缩短，血小板数量减少，质也发生变化，加上巨核细胞发育障碍和毛细血管脆性增加，从而发生各种临床症状。

【临床诊断】

1. 诊断要点

（1）病史：发病前 2～4 周有前驱感染或疫苗接种史。

（2）皮肤出血点、瘀斑和（或）黏膜出血等临床表现。

（3）辅助检查：①外周血血小板 $< 100 \times 10^9/L$。②骨髓巨核细胞增多或正常，有成熟障碍。成熟障碍主要表现为幼稚型和（或）成熟型无血小板释放的巨核细胞比例增加。巨核细胞颗粒缺乏，胞浆少。③单克隆抗体特异性俘获血小板抗原试验有助于鉴别免疫性与非免疫性血小板减少症。

免疫性血小板减少症的诊断是排他性诊断，在作出此诊断前需排除其他可引起血小板减少的疾病，如再生障碍性贫血、白血病、骨髓增生异常综合征（MDS）、其他免疫性疾病以及药物性因素等。

临床分型：《2019 年美国血液学会免疫性血小板减少症指南》根据病程的长短将 ITP 分为三型。①新诊断 ITP：病程 < 3 个月；②持续性 ITP：病程在 3～12 个月；③慢性 ITP：病程大于 12 个月。

2. 鉴别诊断

（1）继发性血小板减少性紫癜：多有明确的急性感染（如败血症、流行性脑脊髓膜炎、伤寒、麻疹、上呼吸道炎、粟粒型肺结核、疟疾等），因引起血小板破坏增多而致血小板减少，出现紫癜。

（2）过敏性紫癜：皮肤紫癜多见于四肢，尤以下肢伸侧面多见，呈对称分布，形态多为点状出血，高出皮肤，伴荨麻疹样反应，常兼见关节肿痛、腹痛、便血、尿血。实验室检查血小板计数正常是与本病鉴别的主要依据。

（3）脾功能亢进：脾脏明显肿大，贫血，白细胞减少，骨髓巨核细胞增多或正常，血小板形成正常。

（4）再生障碍性贫血、白血病：均可导致血小板减少，但各有血象和骨髓象特点，与本病仅外周血血小板减少、骨髓巨核细胞成熟障碍有明显区别。

（5）Evans 综合征：特点是同时发生自身免疫性血小板减少和溶血性贫血，Coombs 试验阳性，糖皮质激素或脾切除治疗可能有效。

【辨证论治】

1. 辨证要点

（1）辨别虚实：一般急性型多属邪毒伤络，血热妄行之实证；慢性型多属气阴两虚，血失生化统摄之虚证。实证者发病较急，1～3 周前常有外感病史，紫癜色紫红暗瘀，出血部位以上半身为主，常伴有鼻衄、齿衄，口腔及舌上出血，出血量较多，贫血较轻，起病时常伴有发热，舌质红，苔黄腻，脉滑数有力。虚证发病缓慢，病程较长，一般无感染症状，紫癜颜色淡红，分布以下肢为主，出血量较少，贫血较重，常不发热，舌淡红或舌尖红，苔薄或花剥，或有瘀点瘀斑，脉象细数或弱。

（2）辨识轻重：急性型出血量大者病情重，慢性型疗效不佳时病情逐渐加重，其余患儿病情一般较轻。

（3）辨认标本：急性者以邪毒为本，脏腑为标，邪毒廓清，脏腑可安；慢性者以脏腑为本，血瘀为标，脏腑气血安宁，瘀祛方能生新。

2. 治疗原则

（1）止血是治疗本病的重要环节，虽是治标之策，然也是稳定病情必不可少的措施。为达到止血的目的，实热者宜清热解毒凉血止血；虚损者宜补气摄血、滋阴凉血。

（2）增加血小板数量与延长血小板寿命是治疗之根本。急性型重在廓清邪毒，使血络安宁；慢性型需补益脾肾，使血有所生，髓有所化，精血旺盛，方可使血小板的数量增加，质量提高。

（3）活血化瘀是治疗过程中的圆机活法。血液一旦离经即成瘀血，瘀热互结又势必加重出血，瘀血不去则新血不生出血不止，故活血化瘀也不可忽视。由于化瘀较易伤正，故不宜太过。本病各阶段恰当使用活血化瘀法是重要原则。

3. 证治分类

（1）风热伤络

证候 多见于婴幼儿，春季发病较多。常有外感前驱史，先有发热、微恶风寒、咳嗽、咽红肿痛、全身酸痛、食欲不振等病史，旋见针尖大小的皮内或皮下瘀点，或大片瘀斑，分布不均，以四肢较多，常伴有鼻衄、齿衄等，舌质红，苔薄黄，脉浮数。

辨证 本证多见于新诊断病例或慢性型急性发作。特点是先见发热、微恶风寒、咳嗽、咽痛等外感风热证候，随即出现皮肤紫癜及鼻衄、齿衄，血小板突然减少。

治法 祛风清热，凉血安络。

方药 银翘散加减。常用金银花、连翘、薄荷（后下）辛凉解表；板蓝根、鱼腥草清热解毒；赤芍、紫草、羊蹄解毒凉血；仙鹤草、藕节清热止血。

咽喉红肿者，加牛蒡子、虎杖、冬凌草清咽消肿；咳嗽有痰者，加杏仁、桔梗、黄芩清金止咳；鼻衄者，加仙鹤草、茜草、旱莲草清热止血；大便出血者，加苦参、地榆、槐花清肠止血。

（2）血热妄行

证候 起病较急，出血较重，除出现皮肤瘀斑，斑色深紫外，多伴有鼻衄、齿衄、咽红等，甚则可见壮热面赤、烦躁口渴、咽干喜冷饮、大便干结、小便短赤、舌质红绛、或有瘀斑，舌苔黄燥、脉弦数或滑数。

辨证 本证多见于急性型。其证里热著、出血较重，紫癜及其他出血颜色鲜红，伴热毒内盛、血分郁热证候为辨证要点。

治法 清热解毒，凉血消斑。

方药 犀角地黄汤加减。常用水牛角（先煎）清热凉血；生地黄凉血养阴；牡丹皮、赤芍凉血活血；紫草、玄参、羊蹄凉血止血；黄芩、甘草清热解毒。

若出血较重，伴发热口渴之内热明显者，加石膏（先煎）、知母、栀子清阳明经热；鼻衄、齿衄者，加侧柏叶、仙鹤草、蒲黄炭解毒凉血；血尿者加小蓟、石韦、淡竹叶凉血止血；大便出血者加地榆、槐角、侧柏叶清肠止血。

（3）虚火灼络

证候 皮肤黏膜散在瘀点瘀斑，病程较长，时发时止，兼有鼻衄、齿衄、低热、盗汗、心烦不宁、手足心热、口燥咽干、两颧潮红，舌红少津，脉细软。

辨证 本证多见于持续性或慢性患者。临证以皮肤黏膜散在瘀点瘀斑，时发时止，以及阴虚伴内热证候为特征。在肾上腺皮质激素治疗过程中亦多见此证。

治法 滋阴清热，凉血宁络。

方药 大补阴丸合茜根散加减。常用熟地黄、龟甲（先煎）滋阴潜阳以制虚火；黄柏、知母清泄相火；猪脊髓、蜂蜜（冲服）填精润燥；茜草凉血活血；阿胶（烊化）养血止血；栀子清热凉血。

若阴虚低热明显者，加鳖甲（先煎）、地骨皮、银柴胡滋阴清热；盗汗明显者，加煅龙骨（先煎）、煅牡蛎（先煎）、五味子敛阴止汗；鼻衄、齿衄者，加焦栀子、藕节炭、牡丹皮凉血止血；病情日久不愈阴损及阳者，酌加肉苁蓉、淫羊藿、巴戟天温肾助阳。若因长期服用大量激素呈阴虚火旺之象，可用知柏地黄丸滋阴降火。

（4）气不摄血

证候 紫癜反复出现，斑色较淡，面色萎黄或苍白少华，神疲乏力，纳少肌瘦，头晕心悸，唇舌淡红，舌苔薄白，脉象细弱。

辨证 本证多见于持续性或慢性患者。以皮肤、黏膜瘀点瘀斑反复发作，色青紫而暗淡，伴脾气虚弱证候为特征。

治法 补气摄血，健脾养心。

方药 归脾汤加减。常用黄芪、当归补气生血；人参（或党参）、白术、甘草益气摄血；远志、酸枣仁、茯神宁心安神；木香醒脾理气；生姜、大枣调和脾胃，以资生化。

兼阴血亏虚者，加黄精、熟地黄、鸡血藤滋阴养血；食欲不振者，加陈皮、焦山楂、炒麦芽理气助运；出血绵延不止者，加云南白药（另温开水调服）、白及、蒲黄炭和络止血。

（5）脾肾阳虚

证候 病程日久，皮肤散在瘀斑、紫癜色暗，以下肢为多，可伴有齿衄、鼻衄，兼见形寒肢冷、面色少华、头晕气短、精神困倦、纳少便溏等，舌质淡红或有瘀斑，舌苔薄白，脉沉或细弱。

辨证 本证多见于慢性患者，病情反复，出血不已，或素体脾肾阳虚，或肾上腺皮质激素治疗后减量血小板计数升后又降，或无效而停药，日久脾肾阳虚诸证日渐显露，气血虚衰，生化乏源，迁延不已。

治法 温补脾肾，养血生髓。

方药 右归丸加减。常用制附子（先煎）、肉桂、鹿角胶（烊化）培补肾中元阳，温里祛寒；熟地黄、山茱萸、枸杞子、山药滋阴补肾，养肝补脾，填精补髓，取"阴中求阳"之义；菟丝子、杜仲补益肝肾。

兼气虚者，加黄芪、党参、茯苓、白术补气健脾；阳虚重者，加巴戟天、肉苁蓉、鹿茸（研末冲服）温补肾阳；血脉瘀滞者，佐三七（研末冲服）、牡丹皮、赤芍活血化瘀；脾虚纳呆者，加焦山楂、砂仁、陈皮等健脾消食。若急性大量出血造成气脱阳亡危候，需救逆回阳固脱，用参附龙牡救逆汤，同时采取西医急救措施。

【其他疗法】

1. 中药成药

（1）升血小板胶囊：胶囊剂，每粒0.45g。每服＜3岁1粒、3～6岁2粒、＞6岁3粒，1日2～3次。用于风热伤络证、血热妄行证。

（2）知柏地黄丸：小蜜丸30粒重6g。每服3～6岁2g、＞6岁3g，1日2～3次。用于虚火灼络证。

（3）归脾丸：每瓶200丸。每服1～3岁3～4丸、4～7岁6～7丸、＞7岁8～10丸，1日3次。用于气不摄血证。

（4）血康口服液：每支10mL。每服＜3岁1/2支、3～6岁2/3支、＞6岁1支，1日3次。用于气不摄血证。

（5）云南白药：每瓶4g。成人每服0.25～0.5g，1日4次。小儿2～5岁按成人量1/4、6～12岁按成人量1/2服用。温开水调服。用于瘀血阻络证出血。

2. 针灸疗法

取穴八髎、腰阳关。艾炷隔姜灸。每穴灸 45 分钟,1 日 1 次,半个月为 1 个疗程。用于虚火灼络证、气不摄血证。

3. 食疗方药

(1)旱莲草鱼鳔汤:墨旱莲 20～30g(布包),黄花鱼鳔 50g。加水 250mL,文火煮,至鱼鳔全部炖化。每日分 2 次热服。用于虚火灼络证。

(2)花生衣 5g,红枣 20g。水煎服,用于气不摄血证。

(3)羊骨粥:生羊胫骨 1～2 根,敲碎,加水适量,煮 1 小时,去渣后加糯米适量、红枣 10～20 枚,煮稀粥。每日分 2～3 次服。用于脾肾两虚证。

4. 西医疗法

(1)糖皮质激素:对于血小板计数 < 30×10^9/L,或有明显出血者使用。泼尼松 1～2mg/(kg·d),最大量 60mg/(m²·d),初始可静脉点滴,出血倾向改善、血小板上升后改为口服,血小板正常后缓慢减量至停药观察。若糖皮质激素治疗 2～4 周仍无效者应尽快减量和停用,并寻找原因。

(2)丙种球蛋白:重度出血或短期内血小板数进行性下降者选用。静脉滴注,剂量 0.4g/(kg·d)×3～5 天,或 0.8～1g/(kg·d)×1～2 天。

(3)血小板输注:通常不使用,只有在发生颅内出血或急性内脏大出血危及生命时才输注血小板,并需同时给予糖皮质激素,以减少输入血小板的破坏。

【防护康复】

1. 预防

(1)预防并及时治疗病毒感染(如感冒),以减少发病。

(2)忌用对血小板有抑制作用的药物,如阿司匹林等。

2. 调护

(1)急性期出血较严重的小儿应尽量卧床休息,避免外伤。

(2)密切观察病情变化,注意出血的量、色与部位。若出现头痛眩晕者,应及时检查处理,防范颅内出血的发生。

(3)避免饮食过热、过快,忌食干、粗、硬、辛辣食物。

3. 康复

（1）恢复期进食易于消化、富于营养的食物，忌干、硬及辛辣刺激性食物。

（2）根据体质适当多进相应食品，如气虚质进鹌鹑、泥鳅、鳝鱼、猪蹄、牛蹄筋、花生等，阴虚质进猪瘦肉、乌骨鸡、龟肉、鳖肉、牡蛎肉、黑大豆等，阳热质进藕、梨、柿子、番茄、石斛、茅根汁等。

【审思心得】

1. 循经论理

免疫性血小板减少症临床表现多以皮肤黏膜出血为主，也有少量患者初发时可能只有血小板降低而无出血表现。本病属于中医古籍中所记载的"血证""紫癜""肌衄""葡萄疫"等病范畴。《小儿卫生总微论方·血溢论》对"血溢"的各种临床病证作了详细的描述："小儿诸血溢者，由热乘于血气也，血得热则流溢。随气而上。从鼻出者为鼻衄；从口出者多则为吐血、少则为唾血；若流溢渗入大肠而下者，则为便血；渗入小肠而下者为溺血；又有血从耳目牙缝龈舌诸窍等出者，是血随经络虚处著溢，自皮孔中出也。"

本病病因复杂，历代医家就血证病因从外感、血热、气血虚损、脏腑虚弱等方面的立论与本病相关。如《幼科金针·葡萄疫》说："葡萄疫出于外科方书，乃不正之气使然。小儿稍有寒热，忽生青紫斑点，大小不一，但有点而无头，色紫若葡萄，发于头面者点小，身上者点大。此表证相干，直中胃腑，邪毒传攻，必致牙宣，十有八九，久能虚人。"认为与外感邪毒干于胃腑有关。《诸病源候论·小儿杂病诸候·患斑毒病候》言："斑毒之病，是热气入胃，而胃主肌肉，其热挟毒，蕴积于胃，毒气熏发于肌肉，状如蚊蚤所啮，赤斑起，周匝遍体。"也认为热毒蕴积于胃，熏发于肌肉，则肤起"赤斑"。还有认为血虚火旺则伤血，如《血证论·阴阳水火气血论》说："血虚则肝失所藏，木旺而愈动火，心失所养，火旺而益伤血，是血病即火病矣。"《灵枢·百病始生》则提出饮食不慎、起居不节、过度用力均可致血溢："卒然多食饮则肠满，起居不节，用力过度则络脉伤。阳络伤则血外溢，血外溢则衄血；阴络伤则血内溢，血内溢则后血，肠胃之络伤则血溢于肠外。"

血小板属于血液成分之一，其生成与脾肾两脏密切相关。《灵枢·决气》曰："中焦受气取汁，变化而赤，是谓血。"中焦脾胃为气血生化之源，血小板生成与"脾生血"的功能有关，血小板直接作用于人体出凝血机制，因而也是"脾统血"的物质基础之一。血小板来源于骨髓中巨核细胞，肾藏精生髓，"精血同源"，所以，肾精与骨髓生成血小板也有密切关系。《普济方·方脉总论》曰："精者血之本。"《黄帝内经素问集注·上古天真论注》说："肾之精液入心化赤而为血。""血气皆始于肾。"可见，本病属于中医学血证，而以五脏分证，血小板减少则与脾、肾亏虚有关。

由上可见，本病病在血分，病涉心、肝、脾、肾四脏，主要病机可归纳为热、虚、瘀。其热又有虚、实之分：实热是指胃火炽盛，或肝郁化火，或感受邪毒，内伏营血；虚热是指阴虚火旺，虚火内盛。虚者脾肾两虚，以致血液化生不足和失于统摄；或肝肾阴虚，阴虚内热，迫血妄行。瘀者由火热伤络，络伤血瘀；或气虚血瘀，瘀伤血络。

2. 证治有道

免疫性血小板减少症属于血证，其辨证治疗，可以从《血证论·阴阳水火气血论》得到启示："治法宜大补其血，归地是也。然血由火生，补血而不清火，则火终亢而不能生血，故滋血必用清火诸药。四物汤所以用白芍，天王补心丹所以用二冬，归脾汤所以用枣仁，仲景炙甘草汤所以用二冬、阿胶，皆是清火之法。至于六黄汤、四生丸则又以大泻火热为主，是火化太过，反失其化，抑之即以培之，清火即是补血。又有火化不及，而血不能生者，仲景炙甘草汤所以有桂枝，以宣心火，人参养荣汤所以用远志、肉桂，以补心火，皆是补火生血之法。其有血寒血痹者，则用桂枝、细辛、艾叶、干姜等。禀受火气之药，以温达之，则知治火即是治血，血与火原一家。知此乃可与言调血矣。"体会其意，有清火、滋血、益气、温阳等法。现代治疗本病，大体由此认识。

免疫性血小板减少症新诊断者，多见为热证，急性起病，皆有出血血色鲜红，紫癜数量较多，血小板急速下降。儿科常见于外感风热之感冒、肺炎喘嗽初期，当治其本病与凉血并进，本病多属风热伤络证，治以疏风解表、清热解毒，以银翘散为主方，常加紫草、蝉蜕、茜草、生地黄、牡丹皮等凉血止血之品。表证不显者逐见为血热妄行证，治以清热解毒、凉血止血，以犀角地黄汤为主方，热毒重者用清瘟败毒饮加减，皆当注重凉血药的应用，如水牛角、生地黄、玄参、牡丹皮、赤芍、紫草、羊蹄等。新诊断患者在紫癜同时常见有窍道出血，如鼻衄可加侧柏叶、仙鹤草、茅根；齿衄可加栀子、黄连、蒲黄炭；便血可加地榆、刺猬皮、槐花；尿血可加小蓟、茜草、淡竹叶等。出血较重者可加琥珀粉、三七粉冲服。症状缓解后则应减轻苦寒药的使用，适当加入益气养阴药如黄芪、鳖甲、当归、地骨皮等以扶正气。

持续性与慢性患儿多由实转虚以至以虚为主，故当及时调整思路，治疗以扶正养血为主。血为气所生，脾为血之统，脾气虚则血无所生、血失所摄，病程持续成气不摄血证治当益气生血、补脾摄血，方用归脾汤加减，常重用生晒参、黄芪、当归、白术、熟地黄、白芍等药。虚火灼络证以肾阴亏虚为主，阴虚而虚火内旺以致时而出血，治疗需在滋阴养血基础上降火凉血，用大补元煎合茜根散加减，阴血亏虚重者要选加血肉有情之品，如阿胶、龟甲（胶）、鳖甲（胶）、紫河车等，有因服用大剂量激素后耗损真阴而相火旺者，则多用知柏地黄汤以滋阴降火。若是久病阴伤及阳，更可以发展至脾肾阳虚证，渐见形寒肢冷、面色少华、头晕气短、精神困倦等症，需要转以温补脾肾、益血生髓治疗，常用右归丸加减，是为在滋补肾精基础上加用菟丝子、鹿角胶、补骨脂、巴戟天、肉苁蓉温阳之品以助阴血化生。

离经之血便是瘀血，故本病治疗中经常同时使用活血化瘀药物。证属血热出血者常用赤芍、牡丹皮、生地黄、丹参、紫草、羊蹄、琥珀等凉血活血止血药物，证属虚寒出血者则常用川芎、鸡血藤、炮姜、艾叶、桂枝、三七等温经活血止血药物。但是，需要注意的是，本病究属血热者多、虚寒者少，故在临床上对于本病当确认辨证为虚寒证时方才使用温阳药物，以免温散动血、加重出血之误。

第十三章

过敏性紫癜

【概述】

过敏性紫癜（anaphylactoid purpura）又称亨–舒综合征（Henoch-Schonlein syndrome，Henoch-Schonlein purpura，HSP），是儿童时期常见的出血性疾病之一，是一种以小血管炎为主要病变的全身性血管炎综合征。临床特点为血小板不减少性紫癜，常伴关节肿痛、腹痛、便血、血尿和蛋白尿。它是儿童最常见的由免疫复合物介导的小血管炎，以 IgA 沉积于血管壁和肾小球系膜为特征，累及皮肤、消化道、关节、肾脏等多个器官。除毛细血管外，也可累及微动脉和微静脉。因此，最新的血管炎分类标准已将本病改名为 IgA 血管炎。

本病好发生于学龄前及学龄期儿童，常见发病年龄为 7～14 岁。男童发病高于女童。发病有明显季节性，多在冬春季发病，夏季较少。

中医学中记述本病的资料较为分散，可见于"葡萄疫""血证""紫斑""紫癜风""肌衄"等病证中。《外科正宗·葡萄疫》指出此病好发于小儿，并对皮疹作了形象描述，认为感受外邪是其病因。"葡萄疫，其患多生于小儿，感受四时不正之气，郁于皮肤不散，结成大小青紫斑点，色若葡萄。"还有不少古代医家对此病的病因病机进行了阐述，如《证治准绳·疡医》说："夫紫癜风者，由皮肤生紫点……此皆风湿邪气，客于腠理与气血相搏，至荣卫否涩……故令色紫也。"《证治汇补·斑疹》说："热极沸腾，发为斑……热则伤血，血热不散，里实表虚，出于皮肤而为斑。"

过敏性紫癜的病程较长，且容易复发，西医学治疗方案，轻症主要采用抗凝、降低毛细血管通透性等药物治疗；重症则采用糖皮质激素和免疫抑制剂，然而疗效也不尽如人意。近 40 年来有关运用中医药治疗本病报道很多，在防止复发、防治肾损害等方面已取得了长足的进展。

【病因病机】

本病的病因，有因患儿先天禀赋有异伏风内潜，或素体正气亏虚，这是发病的内因；外感风、湿、热、毒之邪，或饮食不慎摄入发物是诱发本病的外因。风、湿、热、毒邪与伏风相搏，或者阴虚血热，灼伤血络，迫血妄行，溢出脉外，渗于肌肤之下则见紫癜；滞于关节，经脉痹阻，则可见活动不利，关节肿痛；滞于胃腑，阻遏气机，络脉不和，则可见腹痛、呕吐、便血等症；若下注肾脏，肾失封藏之职，可见血尿、蛋白尿。离经之血即为瘀，经久不祛，瘀阻血络，加重病情，病程迁延。

1. 风热外袭，灼伤血络

一般多为外感时邪引发伏热而成。邪热由表入里，入营入血，迫血妄行，络脉损伤，血不循经。渗于脉外，溢于肌肤，积于皮下，则出现紫癜；气血瘀滞肠络则腹痛便血；若风热夹湿，或与内蕴之湿热相搏，瘀滞于经络关节，则见关节肿痛；血热毒瘀注于下焦，灼伤肾络，则见尿血。

2. 热毒内盛，迫血妄行

若因饮食、疾病等原因，素体湿热内盛，热毒内伏，日久郁热化毒化火动血，灼伤络脉，迫血妄行，血液溢出常道，外渗肌肤同样为紫癜。从清窍而出则为鼻衄；损伤胃络，热结阳明则见吐血；热邪循胃之脉络上至齿龈则为齿衄；下注大肠或膀胱则见便血、尿血等。

3. 湿热流注，痹阻经脉

热与湿相搏，胶痼难解，湿热毒邪留注四肢关节，气血不行，痹阻经脉，可见关节肿痛、活动不利；损伤血络、迫血离经，泛溢肌肤则为紫癜。

4. 胃肠积热，灼伤肠络

进食鱼虾荤腥等食品发物或致敏药物，邪毒滞中，胃热炽盛，湿热内生，熏发肌肉，血液外溢而成紫癜；湿热熏蒸，滞于胃腑，阻遏气机，灼伤肠络而见腹痛、呕吐、便血等症状。

5. 气血虚损，瘀阻络脉

禀赋不足或紫癜反复发作，气血耗损，气虚无力推动血液运行，瘀阻脉络。日久脏腑受累，脾气虚则统摄无权，肾阴虚则虚火扰血妄行，不循常道，溢于脉外，留于肌肉脏腑之间而出现紫癜、便血、尿血等气滞血瘀诸证。

【临床诊断】

1. 诊断要点

多为急性起病，各种症状出现可以先后不一。首发症状以皮肤紫癜为主，少数病例以腹痛、关节痛或肾脏症状首先出现。起病前 1～4 周内逐渐呈现典型的临床综合征。主要症状和体征有：

（1）皮肤紫癜：皮疹是本病的主要表现。多发于下肢远端，踝关节周围密集，其次见于臀部。其他部位如上肢、面部也可出现，躯干部较少。对称分布，伸侧较多，分批出现。特征性皮疹高出皮肤，初起呈紫红色斑丘疹，压之不褪色，数日后转为暗紫色，最终呈棕褐色而消退。少数重症患儿紫癜可融合成大疱伴出血性坏死。部分病例可伴有荨麻疹和血管神经性水肿。皮肤紫癜一般在 4～6 周后消退，部分患儿间隔数周、数月后又复发。

（2）胃肠道症状：约见于 2/3 病例。由血管炎引起的肠壁水肿、出血、坏死或穿孔是产生肠道症状及严重并发症的主要原因。一般以阵发性剧烈腹痛为主，常位于脐周或下腹部，疼痛，可伴呕吐，但呕血少见。部分患儿可有黑便或血便，偶见并发肠套叠、肠梗阻或肠穿孔者。

（3）关节症状：约 1/3 病例可出现大关节肿痛，以膝、踝受累多见，肘、腕次之，可单发也可多发，关节腔有浆液性积液，但一般无出血，可在数日内消失，不留后遗症。

（4）肾脏症状：30%～60% 病例有肾脏受累的临床表现。多发生在起病 1 个月内，亦可在病程更晚期于其他症状消失后发生，少数则以肾炎作为首发症状。症状轻重不一，与肾外症状的严重度无一致性关系。患儿出现血尿、蛋白尿和管型尿，伴血压增高及水肿，称为紫癜性肾炎；部分呈肾病综合征表现，以蛋白尿为主。虽然有些患儿的血尿、蛋白尿持续数月甚至数年，但大多数能完全恢复，少数发展为慢性肾炎，极少数进展至终末期肾脏病。

（5）其他表现：偶可发生颅内出血，导致惊厥、瘫痪、昏迷、失语。偶尔累及循环系统发生心肌炎和心包炎，累及呼吸系统发生喉头水肿、哮喘、肺出血等。出血倾向包括鼻出血、牙龈出血等。

（6）辅助检查：尚无特异性诊断试验，以下试验有助于了解病程和并发症。

1）血常规：白细胞正常或增加，中性粒细胞和嗜酸性粒细胞可增高；一般无贫血，除非发生严重出血。血小板计数正常甚至升高，出血时间、凝血时间、血小板计数及功能均正常，部分患儿毛细血管脆性试验可为阳性。

2）尿常规：肾脏受累时可有红细胞、蛋白尿、管型，重症有肉眼血尿。

3）粪便常规：消化道受累时，大便隐血试验阳性。

4）免疫学检查：血清 IgA 升高，IgG、IgM 正常或轻度升高；C3、C4 正常或升高；抗核抗体及 RF 阴性。

5）其他：腹部超声检查有利于早期诊断肠套叠；头颅 MRI 有助于有中枢神经系统症状患儿的诊断；肾脏症状较重或迁延者可行肾穿刺以明确病理类型、了解病情，以便制订合理方案。

（7）临床分型：①单纯型：患儿仅表现为紫癜样皮疹，未有其他系统受累的表现。②腹型：患儿除表现为紫癜样皮疹外，还存在胃肠道受累的表现，如呕吐、腹痛、便血等。③关节型：除表现为紫癜样皮疹外，还存在不同关节受累的表现，如关节肿痛、拒绝行走等。④混合型：除表现为紫癜样皮疹外，还存在两个以上系统受累的表现。

此外，如果在病程的 6 个月内肾脏损伤，出现血尿和（或）蛋白尿，可以单独列出，称作紫癜性肾炎。

2. 鉴别诊断

（1）细菌感染：由于细菌感染所致的皮肤紫癜样皮疹。如脑膜炎双球菌菌血症、亚急性细菌性心内膜炎以及其他败血症，这些疾病过程中所见紫癜是由于血栓形成，其中心坏死，患儿多急骤起病，一般情况危重，白细胞明显升高，血细菌培养阳性。

（2）外科急腹症：在皮疹出现之前如出现急性腹痛者，应与急腹症鉴别。过敏性紫癜的腹痛虽较剧烈，但位置不固定，压痛轻，无腹肌紧张和反跳痛，除非出现肠穿孔才有上述情况。出现血便时，需与肠套叠、梅克尔憩室作鉴别。

（3）风湿性关节炎：有关节疼痛肿胀症状时需与风湿性关节炎鉴别。儿童风湿性关节炎起病前常见咽峡炎，发热，游走性关节肿痛，部分伴心脏炎、皮下结节、环形红斑、舞蹈病。本病关节肿痛一般为时不长，恢复较快，在紫癜出现后更可明确诊断。

（4）肾脏症状：肾脏症状突出时，应与链球菌感染后肾小球肾炎、IgA 肾病等相鉴别；此外还需与系统性红斑狼疮、弥漫性血管内凝血及溶血、尿毒综合征作鉴别。以本病紫癜伴肾脏损害等症状与其他疾病的肾脏及相应症状不同可以鉴别。

【辨证论治】

1. 辨证要点

（1）辨虚实轻重：本病早期起病急骤，多属实证，以血热为主，虚证较少；迁延不已，时发时止，多属虚证，以气不摄血为主，也有阴虚火旺者。一般仅有皮肤紫癜者病情较轻；若伴有尿血、剧烈腹痛、便血，病情较重；若是出血量大、气随血脱者，病情危重。

（2）辨表热里热：若有发热、咳嗽、头痛、鼻塞、咽红、乳蛾肿痛者，为风热在表所致；若仅见壮热、口渴、便秘、苔黄、脉数者，为里热之证。

（3）辨出血部位：上部诸窍出血者多为里热炽盛，迫血妄行，实证居多；仅见下部出血者，多为湿热下注或肾阴亏损，阴虚火动。

（4）辨紫癜色泽大小：紫癜红紫属血热夹瘀，红赤者胃热，紫黑者热极；斑色淡红暗晦属气虚，紫斑大而多，是出血量多，紫斑小而少，是出血量少。

2. 治疗原则

（1）宜治病求本勿舍本逐末：紫癜发生，总是络伤血溢，而其产生原因则有风热伤络、血热妄行、胃肠积热、气不摄血、阴虚内热等多种，治疗当从其所因，祛风热、凉血热、清胃火、补脾气、滋肝肾，本解则其紫癜自消。

（2）宜解毒化瘀勿见血治血：解毒化瘀是治疗本病的总则。"无毒不生斑，有斑必有瘀"，故不论兼症如何，均当"必伏其所主，而先其所因"，重视发病与毒瘀的密切关系，只有毒解瘀行方能治病求本。

（3）宜活血行血勿见血止血：止血药应用不当会造成血液凝滞而加重血瘀，应当选择既能收敛止血又能化瘀生新的药物，或在止血之中配以活血行血之品，以达到止而不滞、活而不破之功效。

3. 证治分类

（1）风热伤络

证候　发热，微恶风寒，咳嗽，咽红，全身不适，食欲不振。皮肤紫癜布发，尤以下肢、臀部为多，常对称、外侧较多，颜色鲜红，呈丘疹或红斑，大小形态不一，可融合成片，或有痒感。并可见关节肿痛，或腹痛、便血、尿血等症，舌质红、苔薄黄、脉浮数。

辨证　本证往往先有风热表证，继发紫癜，或在紫癜病程中因外感风热而使病情加重。由于风热之邪伏于血分，充斥络脉，导致血不循经而溢出于肌肤，轻者仅见皮肤紫癜、或伴瘙痒，重者可兼腹痛、关节肿痛，甚则尿血等。

治法　祛风清热，凉血安络。

方药　银翘散加减。常用金银花、连翘、牛蒡子、薄荷（后下）、荆芥祛风清热；紫草、茜草、生地黄、牡丹皮凉血安络。

皮肤瘙痒者，加蝉蜕、浮萍、地肤子、白鲜皮祛风止痒；大便出血者，加苦参、槐花炭清肠止血；腹痛者，加木香、赤芍行气活血；小便出血者，加小蓟、白茅根、旱莲草、藕节炭凉血止血；关节肿痛者，加秦艽、防己、怀牛膝祛风通络。

（2）血热妄行

证候　发病急骤，皮肤瘀斑密集，甚则融合成片，色泽红紫，伴发热面赤，咽干而痛，喜冷饮，或见衄血、便血，大便干结，小便短赤，舌质红，苔黄略干，脉数有力。

辨证　本证多见于紫癜早期，形体壮实之小儿，其特点是热毒炽盛，邪火内实，由气分直逼血分，紫癜量多色泽红紫。阳明热结，灼伤血络，迫血妄行，常伴鼻衄、齿龈出血，甚则便血尿血，出血量一般较多，也可兼风温表证。

治法　清热解毒，凉血化斑。

方药　犀角地黄汤加减。常用水牛角（先煎）清热凉血；生地黄凉血养阴；牡丹皮、赤芍凉血活血；紫草、玄参凉血止血；黄芩、板蓝根、甘草清热解毒。

若出血较重，伴发热口渴之内热明显者，加石膏（先煎）、知母清阳明经热；齿衄、鼻衄者，加栀子、侧柏叶、仙鹤草、蒲黄炭解毒凉血；尿血者，加小蓟、大蓟、益母草、石韦凉血止血；大便秘结者，加生大黄（后下）、虎杖通腑清热。

（3）湿热痹阻

证候　皮肤紫斑色黯，尤以关节周围多见，伴有关节肿痛灼热，常见于膝关节与踝关节，四肢沉重，影响肢体活动，舌质红，苔黄腻，脉滑数或弦数。

辨证　本证以关节肿胀疼痛为主要症状，紫癜常见于关节周围，尤以膝踝关节为主，究其缘由多因平素湿热较盛，复感外湿，郁而化热，聚于关节使然。

治法　清热利湿，化瘀通络。

方药　四妙丸加味。常用黄柏、苍术清热燥湿；桑枝、牛膝、独活通利关节；薏苡仁、牡丹皮、紫草、甘草清热凉血。

关节肿痛活动受限者，加赤芍、鸡血藤、秦艽清热利湿通络；发热者，加石膏（先煎）、知母、忍冬藤清热通络；腹痛较著者，可配以芍药、甘草缓急止痛；伴泄泻者，加葛根、黄连、马鞭草清肠燥湿；尿血者，加小蓟、石韦、茜草、生地黄凉血止血。

（4）胃肠积热

证候　下肢皮肤满布瘀斑紫斑，腹部阵痛，腹胀，口臭，纳呆，或伴齿龈出血，大便色黄或暗褐，舌质红，舌苔黄，脉滑数。

辨证　本证除皮肤紫癜外，腹部阵痛尤为突出。由于肠胃积热在里，化火灼络而致血渗肌肤，溢于肠外。

治法　清胃解毒，凉血化斑。

方药　葛根黄芩黄连汤合小承气汤加味。常用葛根、黄芩、黄连清胃解毒；大黄（后下）、枳实、玄明粉（冲服）通腑泄热；升麻、生地黄、牡丹皮凉血化斑。

腹部胀痛，口臭，纳呆者，加枳实、槟榔、莱菔子行气导滞；下肢紫癜满布者，加水牛角（先煎）、赤芍、紫草凉血消斑；便血者，加地榆、刺猬皮、槐花炭清肠止血；齿龈出血者，加侧柏叶、焦栀子、炒蒲黄凉血止血；大便溏稀者，去大黄、枳实、玄明粉。

（5）气不摄血

证候　病程较长，紫癜反复发作，隐约散在，色泽淡紫，腹痛绵绵，神疲倦怠，面白少华，食少纳呆，头晕心悸，舌质淡，苔薄白，脉细无力。

辨证　本证以病程迁延，紫癜反复发作，色泽淡紫，伴见脾气虚弱、心血亏虚证候为辨证要点。

治法 健脾益气，养血摄血。

方药 归脾汤加减。常用人参、白术、茯苓、黄芪、甘草益气补脾；当归、白芍、生地黄、龙眼肉养血补心；酸枣仁、茯神宁心安神。

食欲不振者，加砂仁、焦六神曲、炒谷芽醒脾消食；腹痛便血者，加防风炭、生地榆、炮姜和血止痛；出血不止者，加鸡血藤、血余炭、阿胶（烊化）养血止血。

（6）肝肾阴虚

证候 病程后期，皮肤紫癜时发时止，紫癜色暗红，或血尿较长时间不消失，可伴见咽红咽干，低热盗汗，心烦少寐，大便干燥，小便黄赤，舌质红，舌苔少，脉细数。

辨证 本证多见于疾病后期。由阴虚火旺，灼伤血络所致。以紫癜时发时止，色泽鲜红或暗红，伴阴虚火旺之象为辨证要点。

治法 滋阴清热，凉血止血。

方药 知柏地黄丸加减。常用生地黄滋阴补肾，山茱萸补养肝肾，山药补益脾阴兼能固肾，三药配合，肾肝脾三阴并补；泽泻利湿而泄浊，茯苓淡渗脾湿助养真阴，牡丹皮清泄虚热，并制山茱萸之温涩；配合黄柏、知母清热降火，牛膝养阴凉血润燥。全方以滋补肾阴为主，补中寓清。

紫癜时出者，加墨旱莲、女贞子、紫草养阴凉血；咽红咽干者，加牛蒡子、玄参清热养阴利咽；低热者，加银柴胡、地骨皮以清虚热；盗汗者，加煅牡蛎（先煎）、煅龙骨（先煎）、五味子敛汗止汗。若尿血者，可加黄蜀葵花、苎麻根、小蓟清利湿热、凉血止血，另吞三七粉、琥珀粉活血止血。

【其他疗法】

中药成药

（1）云南白药：每瓶4g。成人每服0.25～0.5g，1日4次。小儿2～5岁按成人量1/4、6～12岁按成人量1/2服用。温开水调服。用于血热妄行证。

（2）知柏地黄口服液：每支10mL。每服3～6岁5mL、>6岁10mL，1日2～3次。用于阴虚火旺证。

（3）归脾丸：每瓶200丸。每服1～3岁3～4丸（捣碎化开）、4～7岁6～7丸、＞7岁8～10丸，1日3次。用于气不摄血证。

【防护康复】

1. 预防

（1）注意预防感冒，不吃和不使用可能引起本病的食物和药物，驱除体内各种寄生虫。

（2）加强体育锻炼，增强体质，提高抗病能力。

2. 调护

（1）急性期或出血量多时，应限制患儿活动，尽量卧床休息。

（2）饮食宜软而少渣，如有消化道出血时，应给流质或半流质，忌用刺激性及热性食品，如生姜、干姜、辣椒等。

（3）密切观察腹痛、黑便情况，检查尿常规，注意早期发现肾脏损害的发生。

3. 康复

（1）继续避免接触可能的过敏原。

（2）恢复期尤其是感冒后要检查皮肤是否有紫癜出现，坚持治疗至少半年、有肾脏损害者需至一年，修复损伤的小血管，保证疾病痊愈方才停药。

【审思心悟】

1. 循经论理

中医学原无"过敏性紫癜"之特定称谓，但因其临床表现以出血为主，故将其归属于"血证"范畴，并因本病以皮肤紫癜为主要症状，依其形态特征，在"葡萄疫""紫癜风"等疾病中有不少相关论述。陈实功在《外科正宗·葡萄疫》中专论"葡萄疫"指出："葡萄疫，其患多生于小儿，感受四时不正之气，郁于皮肤不散，结成大小青紫斑点，色若葡萄。发则遍布头面，乃为腑证。自无表里，邪毒传胃，牙根出血，久则虚人，斑渐方退。"提出本病起于感受四时不正之气，主要症状为皮肤大小不一的青紫斑点，病机为邪毒传胃，久病可致虚等。王清任认为该病本质是由于血行不畅、瘀血停滞于肌肤而发为紫癜，其在《医林改错·通窍活血汤所治之症目》中指出："紫癜风，血瘀于肤里。"

关于本病病因，《医宗金鉴·外科心法要诀》云：葡萄疫"此证多因婴儿感受疠疫之气，郁于皮肤，凝结而成，大小青紫斑点，色状若葡萄，发于遍身，唯腿胫居多。"进一步强调外感疠疫之气可引发本病，且本病特点青紫斑点以腿胫居多。《灵枢·百病始生》归纳血证的病机及证候说："阳络伤则血外溢，血外溢则衄血；阴络伤则血内溢，血内溢则后血。"可见过敏性紫癜是兼有阳络伤与阴络伤的出血病证。《丹溪心法·证属风热》中说："伤寒发斑有四，惟温毒发斑至重红赤者为胃热也，紫黑者为胃烂也。"又说："阴证发斑，亦出背胸，又出手足，亦稀少而微红……此无根失守之火，聚于胸中，上独熏肺，传于皮肤而为斑点。"分析了"温毒发斑""阴证发斑"病机与证候的不同特点。

《临证指南医案·幼科要略》曾言："小儿热病最多者，以体属纯阳，六气着人气血皆化为热。"小儿感受外邪易从热化；或因饮食不节，嗜食辛辣炙煿煎炸之品，导致胃肠蕴热；或因湿浊等病理产物，郁积日久化热。热盛则迫血妄行、血不循常道、溢于脉外，渗于肌肤，则见皮肤紫癜；若郁于胃肠，累及脾胃气机升降，则见腹痛、呕恶、便血等；若累及肾络，则见尿血、蛋白尿等症；若滞于四肢筋骨关节，经脉痹阻，则见关节肿痛、活动不利等。正如《素问玄机原病式·六气为病》所说："热甚则血有余而妄行。"《重订严氏济生方·血病门》载："血之妄行也，未有不因热之所发。"由此可见，热邪与本病的关系早已被历代医家所认同。又如《素问·太阴阳明论》说："伤于湿者，下先受之。"《诸病源候论·小便血候》云："风邪入于少阴，则尿血。"我们又可从中获得湿热为患之紫癜好发于下肢、风邪入犯肾经致尿血的启示。

发生本病的病因至今尚未完全明了，但分析认为感染（细菌、病毒、寄生虫等）、食物（牛奶、鸡蛋、鱼虾等）、药物（抗生素、磺胺类、解热镇痛剂等）、花粉、虫咬及预防接种等都可以作为致敏因素，使具有致敏素质的机体 B 淋巴细胞多克隆活化，分泌大量 IgA 和 IgE。患儿血清 IgA 浓度升高，急性期外周血分泌 IgA 的 B 淋巴细胞数、IgA 类免疫复合物等增高。IgA、补体 C3 和纤维蛋白沉积于肾小球系膜、皮肤、肠道和关节，伴有炎性细胞浸润，从而造成小血管炎性损伤。提示本病为 IgA 相关免疫复合物增生性疾病。过敏性紫癜是以小血管炎为主要病变的系统性血管炎，累及皮肤小血管则出现紫癜，累及消化道小血管则有腹痛、呕吐等消化道症状，累及肾脏则可出现尿血、蛋白尿等肾病症状。

2. 证治有道

关于本病的辨证治疗，笔者早在 1985 年就根据本病临床特点，认为急性期热盛伤络动血者最为常见，治当清热凉血活血。观察住院治疗的 23 例患儿，均单纯采用中药治疗，以犀角地黄汤为基础加减化裁，未用西药，全部获得痊愈。方中因犀角禁用，以水牛角替代。基本方：水牛角片、生地黄、赤芍、牡丹皮、紫草、生甘草，随证加减，全方功擅清血分之热，又顾护营阴，凉血止血而不留瘀，取得了很好的疗效。随之在此基础上提出了小儿过敏性紫癜的辨证治疗方案，并采用辨证论治方剂加雷公藤治疗紫癜性肾病，建立了本病的临床诊疗规范，写入了 90 年代开始出版的《中医儿科学》教材中。

本病临床辨证治疗，大体可分为急性期、迁延期和肾脏损害三类处治。

过敏性紫癜急性期起病急骤，表现以实证为主，风热入血动血而出现紫癜及诸种出血证候，当以凉血散瘀为治疗主法，犀角地黄汤为主方，据证加减，根据患儿风、热、湿邪的偏重程度分证治疗。初起风热伤络证见外感表证同时或稍后双下肢及臀部紫癜，可延及全身，色红，此起彼伏，形态多变，可融合成片，肌肤瘙痒，治宜祛风清热、凉血散瘀，可以银翘散加凉血之品，如金银花、连翘、蝉蜕、牛蒡子、板蓝根、生地黄、赤芍、牡丹皮、紫草等。血热妄行证见皮肤瘀斑成片、色红紫、略高出皮面，可伴见鼻衄、齿衄、便血，壮热面赤，口渴引饮，烦躁不安，舌质红、苔少，脉数，治宜清热凉血、活血散瘀，方用犀角地黄汤加味，水牛角、生地黄、牡丹皮、赤芍、板蓝根、紫草、丹参、甘草等，兼鼻衄加黄芩炭、白茅根、茜草，齿衄加侧柏叶、焦栀子、黄连，便血加地榆炭、刺猬皮、槐花。风湿热痹证见关节肿胀疼痛、扪之灼热、屈伸不利，紫癜多见于关节周围，治宜祛风燥湿、清热凉血，方用四妙丸加味，苍术、黄柏、牛膝、薏苡仁、川芎、忍冬藤、佩兰、大豆卷、虎杖等。胃肠积热证见腹痛腹胀，口臭，纳呆，下肢满布紫癜，或伴齿龈出血，大便色褐、或秘或溏，治宜清胃解毒、凉血化斑，方用葛根黄芩黄连汤合小承气汤加减，葛根、黄芩、黄连、大黄（后下）、玄明粉（冲服）、枳实、赤芍、生地黄、牡丹皮，腹部胀痛加郁金、枳实、槟榔、莱菔子；齿衄加升麻、焦栀子、炒蒲黄、茜草，便血加地榆、刺猬皮、槐花炭，大便溏稀去大黄、枳实、玄明粉，加苍术、车前子、焦六神曲。

迁延期关节痛、腹痛等症已消，紫癜偶见少数渐而消失，但虚象渐现或呈虚实夹杂证，病情趋于恢复，治疗需在清其血分伏热同时顾其阴、血、气虚，以扶助正气、修复小血管损害为目的。阴虚血热未清者见紫癜时消时现，或有低热、五心烦热，治宜滋阴清热、化瘀生新，方用茜根散加减，茜草、生地黄、当归、知母、黄柏、女贞子、旱莲草、阿胶（烊化）、鳖甲、地骨皮等，阴虚无热者则用六味地黄丸、二至丸加减，少数阴虚及阳者可加菟丝子、黄芪、桂枝。气虚失摄症见紫癜反复发作，隐约散在，色泽淡紫，神疲倦怠，面白少华，头晕心悸，治宜健脾益气、养血摄血，方用归脾汤加减，党参（人参）、白术、茯苓、黄芪、当归、白芍、生地黄、甘草、大枣等，心神不宁加酸枣仁、茯神、莲子，紫癜时见加牡丹皮、丹参、板蓝根，多汗易于感冒加防风、煅龙骨、煅牡蛎。

过敏性紫癜肾脏损害者一般病情相对较重、病程较长，其临床表现可为肉眼血尿，显微镜下血尿及/或蛋白尿、管形尿，可发生于过敏性紫癜病程的任何时期，所以，对于过敏性紫癜患儿应经常作尿常规检查，以及时发现肾脏损害，必要时需作肾功能检查、肾穿刺活检。在本病各个不同证候时，发现肾脏损害，都应当在治疗该证的同时按肾络损伤增加相应治疗。在急性期多属血热络伤出血，常在本证治法中选加凉血安络止血之品，如牡丹皮、赤芍、生地黄、石韦、小蓟、蒲黄、益母草、荠菜花、黄蜀葵花、白茅根等，外感风热、乳蛾肿痛者首先疏散风热、利咽解毒用金银花、连翘、薄荷、蝉蜕、土牛膝、蒲公英等。迁延期肝肾阴虚内热证选用养阴清热凉血之品，如山茱萸、旱莲草、女贞子、生地黄、玄参、丹参、地骨皮等；脾虚气不摄血证选用益气摄血之品，如黄芪、当归、党参、白术、茯苓、山药、芡实、金樱子等。若尿中红细胞较多者，可另吞服三七粉、琥珀粉。尿常规中蛋白、红细胞难以消失者，可服用黄葵胶囊，一般以8周为一疗程，必要时可延长。对难治性病例也可使用雷公藤饮片入煎剂，剂量掌握在每日10克左右，最大不超过15克，疗程一般不超过3个月，使用时应对药物的选材、生产工艺、质量标准等严格控制，原药材一定要剥净外皮、内皮，密切观察不良反应（如血象降低、肝肾功能损害、性腺损害等）。如中药治疗效果不满意，应考虑使用肾上腺皮质激素，必要时采用免疫抑制剂（如环磷酰胺）治疗，同时也要监测其副作用，如同时使用辨证中药，有增效及减轻其毒副作用的效果。

　　本病预后一般良好，但在治疗期间必须注意尽量避免可能引起发作或加重的病理因素，尤其是外感及特殊饮食（如海鲜发物）；急性期偶见肠出血、肠套叠、肠坏死等急腹症，或颅内出血等危急重症时，需要及时采取手术等急救措施；病程半年内甚至更长时间内都要注意监测是否发生肾损害，以便及早识别及治疗。

第十四章

癥瘕

【概述】

癥瘕是指一类以腹部肿块为主要表现的病证。肿块触之坚硬，位置不移，痛有定处者为"癥"；肿块聚散无常，推之可移，痛无定处者为"瘕"。癥瘕均指腹部肿块，有时两者之间有渐进发展的关系，即所谓"瘕为癥之渐，癥为瘕之极"；也有时两者难以区别，则统称为"癥瘕"。

"瘕"名首见于《素问·骨空论》："任脉为病，男子内结七疝，女子带下瘕聚。"指女子血凝成块聚于腹中之病。《神农本草经·丹参》说："主心腹邪气，肠鸣幽幽如走水，寒热积聚，破癥除瘕，止烦满，益气。"明确提出了"癥""瘕"的病名，并称丹参可治。《诸病源候论·小儿杂病诸候·癥瘕癖结候》则专篇论述小儿癥瘕，并指出了两者的鉴别："其状按之不动，有形段者癥也；推之浮移者瘕也。"

儿科癥瘕可以单独为病，也可以见于某些疾病的过程中。其癥多见于上腹部两侧，如《金匮要略·疟病脉症并治》所载："病疟……此结为癥瘕，名曰疟母"；瘕则多见于大腹，如《灵枢·厥病》所载："肠中有虫瘕及蛟蛕。"按现代西医学诊断，本病可包括各种腹部肿瘤、肝脾肿大、肠梗阻，以及脓肿、血肿、息肉等多种疾病。

【病因病机】

小儿癥瘕的发病与多种致病因素有关，包括先天禀受及后天感邪、气郁、食伤等，各种原因造成毒结、气滞、血瘀、痰凝、湿热、食滞、虫积，形成腹部不同部位的肿块。癥瘕以有形实积为主，但其积而不消成瘕成癥，与先天禀赋不足、气虚不能行血、脾虚失于运化、正虚无力抗邪也有一定关系。所以，癥瘕既然形成，乃有形实证为主，亦有因虚致实、久实损正的虚实兼夹证候。

1. 先天禀受

患儿先天禀赋有异，因父母遗传或妊母胎养失周，怀胎气机不利、血脉不畅、痰湿内阻等，造成气滞、血瘀、痰凝，以致宫内已有先天畸形、肿块形成，或出生后腹部肿块日渐增长，癥瘕形成。

2. 气滞血瘀

气为血之帅，气行则血行。小儿肝气郁结，气机不畅，则血脉不行而两胁瘀积。脾胃气虚或气滞，升降失司，气化不行，则肠腑内结。肝、脾气滞血瘀，皆可形成腹部癥瘕。

3. 毒热内结

胎内禀受热毒，或者后天感受温热、湿热邪毒，毒热内蕴于肝脏或阑门，与血搏结，毒结肉腐，瘀阻脉络，聚结成瘕，若久结不消，可转化为癥。

4. 饮食积滞

小儿脾胃薄弱，胃肠传导降浊能力不强。若是饮食失节停滞不化，或过食干燥、坚硬等难以消化食物，胃肠无力降泄，便可能结聚成团，阻于肠腑，形成瘕聚。另有因饮食不洁而致蛔虫大量寄生肠腑者，因蛔虫有喜扭结团聚之性，亦可形成虫瘕而令肠结腑气不通。

【临床诊断】

1. 诊断要点

（1）腹部触及肿块，大小、硬度不一。肿块质地坚硬、位置固定不移者为"癥"；肿块相对柔韧，推之可移，或可聚散者为"瘕"。

（2）影像学检查，如超声检查、腹部 X 线平片、腹部 CT 等，可以确认腹部肿块的大小以及部分肿块的性质。

（3）结合病史、症状及理化检查、病理检查等，可以进一步明确"癥瘕"的疾病诊断，如神经母细胞瘤、畸胎瘤、家族性腺瘤样息肉病、肝硬化、脾肿大、肾囊肿、卵巢囊肿、肥厚性幽门狭窄、肠梗阻、阑尾脓肿包块等。

2. 鉴别诊断

（1）痞满：以患者自觉脘腹部主要是胃脘部痞塞不通、胀闷不舒为主要症状的病证。其外无形证可见，腹内触不到坚积包块，腹部亦无胀急之征。

（2）臌胀：以腹部胀大如鼓、皮色苍黄、脉络暴露为特征。其腹胀大为水液停聚者叩之有移动性浊音，动摇则有水声，是为水臌。可伴有一侧或两侧胁下癥瘕（肝硬化、脾肿大），便是"血不利则为水"，因胁下癥瘕而成水臌，两者并见。

【辨证论治】

1. 辨证要点

（1）辨实邪轻重：癥瘕总是实邪内结，其轻重、成因大体可以肿块质地坚硬程度分别。硬肿如石者多属瘀结络阻，病情重着；硬肿尚有弹性者多属痰瘀互结，证情久羁；肿块柔韧者多属毒热内结，肉腐瘀滞；肿块如腊肠者多属食积成瘕，肠腑内结。

（2）辨正气亏虚：癥瘕以实证为主，但也有虚弱体质或因久病致虚，以致虚实夹杂者。气虚者形体消瘦，体倦乏力；血虚者面色㿠白，唇指淡白；阴虚者颜面潮红，手足心热；阳虚者肢体不温，大便溏薄。

2. 治疗原则

本病治疗应分辨邪正之盛衰而处置。实邪内结者区别其性质，血瘀者活血化瘀、痰阻者化痰散结、气滞者行气导滞、热毒者解毒散结、食积者通导积滞、虫聚者散结驱虫。若是正气已虚，当配合使用补气、养血、滋阴、温阳诸法。无论虚实证候，均需顾护脾胃之气，慎防损伤脾胃，"留得一分胃气，便有一分生机"。部分癥瘕病情重、病势急或快速增大，或食积、虫聚瘕结内治无效，符合手术适应证者，还应当及时给予手术治疗，在手术前后可积极采用中药配合调治。

3. 证治分类

（1）瘀阻癥结

证候 腹部或胁下癥块，质地坚硬，固定不移，或有刺痛，腹壁膨满、青筋显露，面色晦暗黧黑，面颈胸壁或有血痣赤缕，日渐形体消瘦，纳谷减少，舌质紫或有瘀斑瘀点，脉细涩。

辨证 本证以腹部积块质地坚硬、推之固定不移等症为特点。

治法 化瘀消癥，软坚散结。

方药 膈下逐瘀汤加减。常用牡丹皮、当归、川芎、桃仁、红花、赤芍活血化瘀；鳖甲（先煎）、莪术、半枝莲、白花蛇舌草消癥散结。

癥结坚硬者，加穿山甲（研粉冲服）、三七（研粉冲服）、水蛭、丹参破瘀消癥；胁下胀痛者，加柴胡、郁金、石打穿、延胡索行气活血；阴虚潮热者，加生地黄、玄参、知母、地骨皮滋阴清热；形体消瘦者，加黄芪、人参、茯苓、白术补脾益气；食欲不振者，加焦山楂、焦六神曲、鸡内金、炒谷芽运脾消食。

（2）痰瘀互结

证候　积块肿大，或硬或韧，经久不消，逐渐增长，面色晦暗，胸脘痞闷，纳谷呆钝，舌苔白或腻，舌边瘀紫，舌下静脉曲张，脉弦或涩。

辨证　本证以腹部肿块或硬或韧，逐渐增长，胸脘痞闷，纳谷呆钝，舌边瘀紫等症为特点。

治法　化痰消积，活血散结。

方药　三棱汤合海藻玉壶汤加减。常用海藻、昆布、半夏、浙贝母、茯苓、枳壳化痰软坚消积；当归、川芎、三棱、丹参活血通脉散结。

胸脘痞闷腹胀者，加陈皮、莱菔子、厚朴理气消积；肿块质硬者，加莪术、牡丹皮、石打穿活血散瘀；大便秘结者，加朴硝、虎杖、瓜蒌子消积通便；纳谷呆钝者，加鸡内金、枳实、山楂行气消食。

（3）毒热内结

证候　腹部包块，多见于右下腹，柔韧，疼痛、拒按，时而烦闹，发热，口渴，便秘，溲黄，舌质红，苔黄腻，脉弦滑数。

辨证　本证多发于肠痈未能及时有效治疗，毒热未清，内结成块，以右下腹部包块柔韧、疼痛、拒按为辨证要点。

治法　解毒消痈，活血散结。

方药　大黄牡丹汤加减。常用大黄、皂角刺解毒消肿；金银花、蒲公英、败酱草、冬瓜子解毒消痈；牡丹皮、桃仁、赤芍、丹参活血散结。

仍有发热口渴者，加黄芩、黄连、鱼腥草、生地黄清热解毒消痈；肿块较大质硬者，加莪术、半枝莲、薏苡仁、山慈菇活血散结消肿；肿块不消，面黄形瘦者，加黄芪、党参、当归、川芎补气和血消肿。

（4）食积癥聚

证候　腹部包块，常见于大腹脐周，如腊肠样，疼痛、拒按，推之可移，或可揉散，恶心呕吐，大便不通，腹胀不适，烦闹不安，舌质红，舌苔垢腻，脉沉实。

辨证　本证多发于饮食不节之后，如过进坚硬干燥食品等，或大便秘结不下者，以腹部包块如腊肠样、疼痛、拒按，伴恶心呕吐、大便不通为辨证要点。

治法　消食化积，通腑散结。

方药　枳实导滞丸加减。常用枳实、大黄（后下）、芒硝（冲入）通腑散结；莱菔子、莪术、焦六神曲消食化积；黄芩、虎杖清肠泄热。

腹胀便结者，加厚朴、木香、沉香行气消胀；恶心呕吐者，加姜半夏、陈皮、竹茹降逆止呕；嗳气腐臭者，加槟榔、鸡内金、焦山楂消腐化积；乳积不化者，加炒麦芽、砂仁、炒谷芽消乳化积。腹部包块消散后，继予健脾消食调理，如党参、茯苓、苍术、莱菔子、焦山楂、焦六神曲等。

若是肠腑蛔虫团聚成瘕，参照蛔虫病虫瘕证治疗。

【其他疗法】

1. 中药成药

（1）鳖甲煎丸：每瓶 135g。每服 2～3g，1 日 2 次。用于瘀阻癥结证。

（2）大黄䗪虫丸：每袋 3g。每服 2～3g，1 日 1～2 次。用于瘀阻癥结证兼阴虚郁热者。

（3）复方天仙胶囊：每粒 0.25g。每服 1～2 粒，1 日 3 次。饭后半小时用蜂蜜水或温水送下（也可将药粉倒出服用）。用于瘀阻癥结证兼热毒、气虚者。

（4）枳实导滞丸：每袋 6g。每服 7～14 岁 3～6g、＞14 岁 6～9g，1 日 2 次。学龄期以前儿童用量遵医嘱。用于食积瘕聚证。

2. 外治疗法

（1）阿魏膏或水红花膏适量，敷贴癥积局部，1 日 1 次。用于瘀阻癥积证。

（2）重楼根，研细末调敷局部，1 日 1 次。用于毒热内结证。

【审思心得】

1. 循经论理

"癥瘕"之名，均指腹部肿块，"癥"指触之坚硬、位置不移者，"瘕"指聚散无常、推之可移者。如《诸病源候论·癥瘕病诸候·癥瘕候》说:"癥瘕者,皆由寒温不调、饮食不化,与脏气相搏结所生也。其病不动者,直名为癥。若病虽有结瘕而可推移者,名为癥瘕。瘕者假也,谓虚假可动也。"瘕可发展成癥,如《医说·癥瘕》所说:"瘕为癥之渐,癥为瘕之极。"在古代医著中又有"积""聚""癖""痞"等多个病名与此相关,如称为癥积、瘕聚、癖块、痞结等者,这些病名在《黄帝内经》《难经》中已有相关论述.另还有"癌"的病名则于宋代东轩居士所著《卫济宝书》中可见。

专篇论述小儿癥瘕,始见于《诸病源候论·小儿杂病诸候·癥瘕癖结候》,提出癥、瘕、癖、结之名,认为其发生皆因"五脏不和,三焦不调",不外"由冷气、痰水、食饮结聚所成",书中说:"五脏不和,三焦不调,有寒冷之气客之,则令乳哺不消化,结聚成癥癖也。其状按之不动,有形段者癥也;推之浮移者瘕也;其弦急牢强,或在左、或在右,癖也。皆由冷气痰水食饮结聚所成,故云癥瘕癖结也。"

关于癥瘕的病因病机与证候,各家有许多论述。北宋王怀隐等认为饮食不节可致"食癥",《太平圣惠方·卷第四十九·治食癥诸方》云:"夫人饮食不节,生冷过度,脾胃虚弱,不能消化,与脏气相搏,结聚成块,日渐生长,盘牢不移。"清代叶桂认为与情志抑郁、气滞血瘀有关,《临证指南医案·癥瘕》记载:"某:脐下瘕形渐大……气滞血瘀,皆因情志易郁,肝胆相火内灼,冲脉之血欲涸。"他并且提出热邪、湿邪等气分病变久延则由气入血,损伤络脉,形成有形之瘕聚再到癥结的过程,《叶天士医案存真》中云"经主气,络主血","初为气结在经,久则血伤入络",又曰:"夫热邪、湿邪皆气也,由膜原分布三焦,营卫不主循环,升降清浊失司,邪属无形,先着气分……但无形之邪久延必致有形,由气入血,一定之理也。"同时,基于《素问·评热论》所说:"邪之所凑,其气必虚。"历代医家就正虚致癥瘕积聚也多有论述。如《备急千金要方·处方》云:"凡众病积聚,皆起于虚,虚生百病。""凡脾肾不足及虚弱失调之人,多有积聚之病。盖脾虚则中焦不运,肾虚则下焦不化,正气不行,则邪滞得以居之。"

2. 证治有道

癥瘕指腹部病理性肿块形成的多种疾病,病因病机不同,良性、恶性,急症、慢病有很大差别,治疗方法也就有多种选择。《晋书·景帝纪》记载:"初,帝目有瘤疾，使医割之。"是我国手术治疗肿瘤的早期记载。《保婴撮要·癖块痞结》有挨痞丸治乳癖谷癥腹中块痛、进食丸治食癥乳癖、阿魏膏摊贴患处治一切癖块痞结的记载，其方中多用行气活血、消癥散结之品。现代按腹部肿块病理性质的不同，西医有手术、药物等治法，以及针对恶性肿瘤的放疗、化疗、生物靶向免疫疗法等；中医药则主要采用药物治疗的方法。中医药治疗在临床应用时，需辨病与辨证相结合，要排除手术适应证或虽有适应证但因各种原因不能手术治疗者，即使是应首先手术治疗或采用放疗、化疗、生物靶向免疫疗法者，也可以在西医治疗基础上联合中医药疗法，解毒祛邪、扶助正气以达到增强西医疗效、减少毒副作用之目标。

小儿癥瘕的中医药治疗，还要充分照顾到小儿脏腑娇嫩不耐攻伐的体质特点，如《素问·六元正纪大论》所说："大积大聚，其可犯也，衰其太半而止，过者死。"要注意攻邪不忘扶正，活血不忘益气，消积不忘扶脾，泻下适度而止，总需以护其正气、顾其胃气为要。

瘀阻癥结证常见于实体肿瘤、质地坚硬者，也有为肝脏肿大日久由软转硬者。本证因先天、后天的各种因素造成气机郁滞、瘀阻络脉，形成癥结，病程日久或因化疗等治疗损伤正气，也可以兼见阴伤、气虚证候。治疗本证，以化瘀消癥为主法，癥结位于胁下者用膈下逐瘀汤为主方、位于大腹者用血府逐瘀汤为主方、位于少腹者用少腹逐瘀汤为主方，实则皆为桃红四物汤加减，适当配合经脉部位用药。常用药当归、川芎、桃仁、红花、赤芍、生地黄、丹参等。胁下癥结者加牡丹皮、延胡索、乌药、五灵脂等疏肝理气活血；大腹癥结者加枳壳、牛膝、莪术、三棱等行气活血消癥；少腹癥结者加小茴香、石打穿、五灵脂、没药等行气软坚散结。胎黄不退、肝脏渐硬者加柴胡、郁金、茵陈、枳壳清利肝胆；癥结坚硬者加水蛭、七叶一枝花、半枝莲、白花蛇舌草消癥抗癌；兼阴虚潮热者加鳖甲、玄参、知母、地骨皮滋阴清热；兼气虚形瘦者加黄芪、人参、茯苓、白术补脾益气。此外，本证患儿笔者常在汤剂之外，加用穿山甲、三七散剂常服，有较好的消癥散结作用。

痰瘀互结证多见于肿瘤质硬或韧者，也可见于炎症包块日久者，触之或有弹性，可伴见胸脘痞闷、腹胀不适、舌苔白腻、舌边瘀紫等症。痰瘀互结已成癥瘕，当化痰与活血同用以消坚散结。化痰散结用海藻玉壶汤，常用药海藻、昆布、瓜蒌皮、半夏、浙贝母、茯苓等，重者加枳实、猫爪草、山慈菇；活血消坚用血府逐瘀汤，常用药桃仁、红花、当归、川芎、丹参、牡丹皮等，重者加莪术、三棱、水蛭。

毒热内结证多见于腹部炎症未得到及时有效的治疗，炎症扩散，或化脓破溃后被周围组织包裹，虽经继续治疗，而局部包块形成，腹痛减而不消，包块不易消散，较多见者为阑尾脓肿包块。此时若仅是用抗生素治疗，包块难以消散，中药治疗解毒消痈、活血散结则比单独用抗生素有更显著的效果。本证常用《金匮要略》大黄牡丹汤加减。药选蒲公英、败酱草、冬瓜子、薏苡仁解毒消痈；金银花、黄芩、黄连、鱼腥草清热解毒；大黄、皂角刺、半枝莲、山慈菇解毒消肿；牡丹皮、桃仁、赤芍、丹参活血散结。实际应用，若热毒脓肿未消宜多用清热解毒、消痈散结之品，配合活血化瘀药物；若痈脓已消，肿块质硬，则多用活血散结消肿之品。若是肿块日久不消，患儿面黄形瘦者，则当增加补气和血消肿药物，如黄芪、党参、当归、川芎、白术等。

食积瘕聚证常见于饮食不节之后，如过食坚硬、干燥食物者。笔者曾见过因贪食炒黄豆、未细嚼炒南瓜子连壳吞下，以致积于肠腑形成肠结者。腹部可扪及腊肠样肿块，因肠结造成腹部胀痛不已，上为呕吐、下为便秘。食积瘕聚证首先当禁食，轻者可用消食化积、通腑散结法治疗，取方枳实导滞丸合大承气汤加减。常用药：枳实、大黄（后下）、芒硝（冲入）、厚朴通腑散结；莱菔子、莪术、焦山楂、焦六神曲消食化积；黄芩、虎杖清肠泄热。只要腑气得通，食瘕自然消散。但若是腑实食瘕不解，则当及时手术治疗，不可延误时机而致肠段坏死。若是蛔虫聚集成团而成之肠瘕，多数为不完全性肠梗阻，可先予口服植物油后腹部按摩治疗，若是能松解虫团，则然后再予驱虫治疗；若是虫团不能消散，还可再以安蛔、杀虫、通腑之乌梅承气汤治疗；虫瘕如果还是不能消散排泄，呕吐、便秘不解，则为完全性肠梗阻，必须及时手术取虫治疗。

参考文献

[1] 汪受传. 研究和发展中医胎儿医学 [J]. 海南医学, 1991, (3): 33-36.

[2] 汪受传, 金季玲. 祖国医学对围生期的认识 [J]. 陕西中医函授, 1986, (2): 33-35.

[3] 徐珊, 汪受传. "妊娠禁忌" 中药的研究思路与方法 [J]. 中医儿科杂志, 2012, 8 (1): 47-49.

[4] 张志伟, 汪受传, 徐建亚, 等. 中药生殖毒性体外实验研究进展 [J]. 辽宁中医药大学学报, 2016, 18 (4): 89-91.

[5] 汪受传, 姚惠陵. 胎怯辨证论治探析 [J]. 南京中医学院学报, 1994, (4): 5-6.

[6] 汪受传, 姚惠陵, 王明明. 胎怯病因病机探讨 [J]. 辽宁中医杂志, 1995, 22 (1): 1-2.

[7] 姚惠陵, 汪受传, 王明明, 等. 补肾健脾法促进低出生体重儿生长发育的机理探讨 [J]. 南京中医药大学学报, 1995, 11 (5): 34-35.

[8] 汪受传, 王明明, 姚惠陵. 胎怯肾脾两虚证与内分泌激素等关系的研究 [J]. 辽宁中医杂志, 1996, (3): 100-101.

[9] 汪受传, 姚惠陵, 孙树恒, 等. 补肾健脾法治疗胎怯的临床研究 [J]. 中国医药学报, 1996, (2): 13-16+63.

[10] 汪受传. 胎怯从补肾健脾证治研究 [J]. 新中医, 1997, (7): 11-13.

[11] 汪受传, 姚惠陵, 孙树恒, 等. 助长口服液治疗低出生体重儿的临床及实验研究 [J]. 医学研究通讯, 1998, (3): 19-20.

[12] 汪受传, 姚惠陵, 王明明, 等. 助长口服液治疗胎怯的临床及实验研究 [J]. 中医杂志, 2000, 41 (12): 737-738.

[13] Li WW, Shan JJ, Lin LL, et al. Disturbance in Plasma Metabolic Profile in Different Types of Human Cytomegalovirus-Induced Liver Injury in Infants. Sci Rep[J]. 2017 Nov 16; 7 (1):15696. doi: 10.3390/molecules23071634. PMID: 29973556; PMCID: PMC6099952.

[14] 赵骞, 杨燕. 161 例婴儿肝炎综合征症状与舌象指纹聚类分析 [J]. 辽宁中医药大学学报, 2013,

15（6）：154-156.

[15] 李维薇，杨燕，戴启刚，等.基于超高效液相色谱－质谱联用技术研究婴儿巨细胞病毒肝炎证候实质 [J].中华中医药杂志，2019，34（5）：1881-1887.

[16] Li WW, Yang Y, Dai QG, et al. Non-invasive urinary metabolomic profiles discriminate biliary atresia from infantile hepatitis syndrome. Metabolomics. 2018 Jun 21;14（7）:90.doi:10.1007/s11306-018-1387-z. PMID: 30830373.

[17] 贺丽丽，杨燕，李维薇，等.婴儿巨细胞病毒肝炎中西医治疗进展 [J].现代中西医结合杂志，2017，26（11）：1249-1251.

[18] 田萌萌，杨燕，王学江，等."清肝化瘀方"含药血清对人巨细胞病毒感染后人胚肺成纤维细胞病变及增殖的影响 [J].北京中医药，2015，34（10）：816-819.

[19] 鄢素琪，邓玉萍，汤建桥，等.利胆合剂治疗婴儿巨细胞病毒感染胆汁淤积性肝病 120 例临床观察 [J].中国中西医结合杂志，2012，32（12）：1632-1637.

[20] 魏荣，李新.茵陈理中汤化裁内服联合熏蒸对新生儿黄疸患者血清胆红素、黄疸消退情况影响 [J].辽宁中医药大学学报，2015，17（6）：224-226.

[21] 朱慧慧，黄继磊，陈颖丹，等.2019 年全国土源性线虫感染状况分析 [J].中国寄生虫学与寄生虫病杂志，2021，39（5）：666-673.

[22] 谢雍宁.苦楝根白皮治疗小儿蛔虫 49 例的临床观察 [J].求医问药，2011，9（12）：287-288.

[23] 李群.加味大柴胡汤联合史克阿苯达唑治疗胆道蛔虫 64 例 [J].湖南中医杂志，2011，27（1）：59.

[24] 汪受传.儿童体质八分法 [J].南京中医药大学学报，2019，35（5）：518-522.

[25] 汪受传.从风论治儿童过敏性疾病 [J].中医杂志，2016，57（20）：1728-1731.

[26] 林丽丽，汪受传.汪受传消风化湿解毒法治疗异位性皮炎 [J].中国中医基础医学杂志，2015，21（8）：1027-1028+1035.

[27] 邹建华，汪受传，陶嘉磊.汪受传从伏风论治小儿湿疹经验 [J].中华中医药杂志，2018，33（7）：2888-2890.

[28] 任靖，陆远，刘殿玉，等.汪受传教授从伏风辨治小儿特应性皮炎经验 [J].中医儿科杂志，2020，16（6）：1-3.

[29] 李维薇，汪受传.汪受传从伏风论治小儿荨麻疹经验 [J].山东中医杂志，2016，35（10）：897-

898+920.

[30] 陶嘉磊，袁斌，汪受传.汪受传运用黄芪桂枝五物汤儿科治验举隅 [J].中医杂志,2018,59（6）：464-466+469.

[31] 曹济民.小儿夏季热证治体会（附60例分析）[J].江苏中医，1962,（7）：16.

[32] 戴启刚，余惠平，宋建芳.中医儿科临床诊疗指南·小儿免疫性血小板减少症（制订）[J].中医儿科杂志,2016,12（4）：1-5.

[33] 汪受传.凉血法为主治疗小儿过敏性紫癜 [J].南京中医学院学报（院庆特刊）.1985：135-137.

[34] 汪受传.过敏性紫癜的辨证治疗 [J].乡村医学.1986,（3）：22-23.

[35] 李维薇，汪受传.汪受传从伏风瘀热论治小儿过敏性紫癜经验 [J].中医杂志,2017,58（7）：556-558.

[36] 江育仁，纪风鸣，汪受传.治疗神经母细胞瘤肝转移一例 [J].江苏中医杂志,1982,3（3）：156.

[37] 陆鸿元，邓嘉成.儿科名医徐小圃学术经验集 [M].上海：上海中医学院出版社,1993.

[38] 汪受传.中医药学高级丛书·中医儿科学 [M].第2版.北京：人民卫生出版社,2011.

[39] 中华中医药学会.中医儿科常见病诊疗指南 [S].北京：中国中医药出版社,2012.

[40] 中华中医药学会.中医儿科临床诊疗指南 [S].北京：中国中医药出版社,2020.

[41] 汪受传，虞坚尔.普通高等教育"十二五"国家级规划教材·中医儿科学 [M].北京：中国中医药出版社,2012.

[42] 汪受传.中华医学百科全书·中医儿科学 [M].北京：中国协和医科大学出版社,2017.

[43] 王天有，申昆玲，沈颖.诸福棠实用儿科学 [M].第9版.北京：人民卫生出版社,2022.

[44] 汪受传.汪受传儿科学术思想与临证经验 [M].北京：人民卫生出版社,2014.

[45] 汪受传，丁樱.全国中医药高等教育中医儿科学专业规划教材·中医儿科学 [M].北京：中国中医药出版社,2021.

[46] 汪受传.汪受传儿科求新 [M].北京：中国中医药出版社,2020.

[47] 汪受传.汪受传儿科医案 [M].北京：中国中医药出版社,2020.

[48] 汪受传，林丽丽.儿科肺病证治 [M].北京：中国中医药出版社,2022.

[49] 汪受传，刘玉玲.儿科肝病证治 [M].北京：中国中医药出版社,2022.

[50] 汪受传，艾军.儿科温病证治 [M].北京：中国中医药出版社,2022.